VALEUR SÉMÉIOLOGIQUE

DE LA

TACHE CÉRÉBRALE

PAR

François BARRÈRE

DOCTEUR EN MÉDECINE DE LA FACULTÉ DE PARIS

PARIS

ALPHONSE DERENNE

52, Boulevard Saint-Michel

1883

A LA MÉMOIRE DE MA MÈRE

A MON PÈRE

A MA SŒUR

A MES FRÈRES

A MON BEAU-FRÈRE

A MES PARENTS

A MES AMIS

A MON PRÉSIDENT DE THÈSE

M. LE PROFESSEUR HARDY

Professeur de clinique médicale à la Faculté de Médecine de Paris
Membre de l'Académie de médecine
Officier de la Légion d'honneur

A MES MAITRES

VALEUR SÉMÉIOLOGIQUE

DE LA

TACHE CÉRÉBRALE

INTRODUCTION

Nous ne dirons pas avec les anciens *primo curare, deinde dissertare*; mais bien *primo dissertare, deinde curare*. Car pour pouvoir bien traiter une maladie, il faut d'abord la diagnostiquer. S'il est quelque affection assez évidente, par la netteté de ses symptômes, pour ne permettre la moindre hésitation sur sa nature; la plupart se cachent sous des formes étranges, elles ne se dévoilent pas à un examen superficiel. Il appartient donc à la sagacité du praticien de rechercher les moindres signes, au besoin même de les provoquer et enfin d'en apprécier leur valeur, afin de pouvoir formuler un diagnostic. « Il n'y a aucun signe pathognomonique, qui permet à lui seul d'asseoir le diagnostic : c'est de l'ensemble des symptômes, c'est de leur rapprochement et de leur comparaison, que l'on déduit les signes de l'affection, et que l'on juge de leur valeur » (Empis).

C'est parce que nous sommes convaincus de la grande utilité qu'il y a à bien diagnostiquer la maladie, pour bien la traiter, que nous n'avons pas hésité de prendre pour sujet de notre thèse : *de la valeur séméïologique de la tache cérébrale.* Trop heureux, si nous parvenons à démontrer quelle est, dans la méningite tuberculeuse, la valeur réelle de ce phénomène, dont certains auteurs ont fait trop de cas, et que d'autres ont trop délaissé. Ainsi que le démontre chaque jour M. le professeur Hardy, le trop grand nombre de symptômes ne nuit jamais. Dance a exprimé cette vérité en disant : « Tous les symptômes sont nécessaires pour s'éloigner de l'erreur et s'approcher de la vérité. »

Nous essaierons d'abord de faire l'historique de la question. Ce chapitre ne comporte pas une grande étendue ; car malgré nos plus actives recherches, si nous exceptons les travaux de Trousseau, nous n'avons presque rien trouvé, au point de vue pathologique, sur la question. Les partisans de la tache cérébrale se contentent de répéter, sous l'autorité du maître, que ce phénomène a une grande valeur dans la méningite tuberculeuse. Les adversaires le dédaignent : ni les uns ni les autres ne rapportent des faits précis capables de faire accepter leur opinion.

Après ce chapitre nous examinerons la question au point de vue physiologique. Ainsi que M. le professeur G. Sée ne cesse de le répéter dans ses leçons cliniques : la maladie n'engendre rien, elle ne fait qu'augmenter ou diminuer les phénomènes physiologiques. Nous devons donc retrouver dans un phénomène pathologique, un phénomène physiologique, soit augmenté, soit diminué. Nous avons utilisé, pour ce travail, les œuvres de Cl. Bernard, Vulpian et Marey : inutile de dire que les traités classiques de nos maîtres, nous ont fourni d'utiles renseignements.

Dans un troisième chapitre nous examinerons la question par son côté clinique. C'est dans ce chapitre que nous passerons en revue les affections, dans lesquelles, la tache cérébrale se montre le plus communément.

Nous relaterons à l'appui de la thèse que nous soutenons un certain nombre de faits : puis nous résumerons notre travail en quelques propositions.

Avant d'aborder cette étude nous tenons à remercier M. le professeur Hardy de ses excellentes leçons ; nous tenons à le remercier de la bienveillance qu'il a eue d'accepter la présidence de notre thèse, que nous lui dédions, comme hommage trop minime de tout ce que nous lui devons. Nous tenons enfin à témoigner notre reconnaissance à M. le professeur Parrot, ainsi qu'à M. Jules Simon et à M. Cadet de Gassicourt, pour avoir bien voulu nous permettre de recueillir, dans leurs services respectifs, des observations importantes.

Que M. le Dr Jasias, chef de clinique médicale de la Faculté de Paris, nous permette ici de le remercier d'une façon toute particulière des conseils qu'il nous a si obligeamment prodigués pour ce travail.

HISTORIQUE

Les anciens n'avaient pas à leur disposition, tous les moyens d'investigation, que nous avons aujourd'hui : aussi s'appliquaient-ils à décrire minutieusement, l'aspect du malade et les diverses modifications qui frappaient directement les sens. Ne retrouvons-nous pas dans leur descriptions la rougeur des pommettes qui apparaît dans la pneumonie ? N'avons-nous pas conservé certaines expressions, qui rappellent leur ancienneté ? Témoin celle de doigts hippocratiques, pour désigner la forme qu'affectent les phalangettes chez les tuberculeux. Or, s'il y a une affection, dans le cours de laquelle il survient des modifications dans l'habitus extérieur du malade, c'est bien la méningite tuberculeuse. Qui n'a pas été frappé des changements rapides qu'éprouve le visage d'un enfant atteint de méningite tuberculeuse ? Chez lui il ne faut qu'un instant, quelques secondes, pour voir passer la couleur de son visage, du rouge grenat, à la blancheur de la neige.

Ces diverses modifications n'échappèrent pas à l'observation de Trousseau. Mais le célèbre médecin ne se contenta pas de constater ces rougeurs passagères ; il chercha à les produire. C'est en 1842 qu'il décrivit, pour la première fois, ce symptôme, auquel il donna d'abord le nom de raie méningitique. « Lorsqu'on passe, même assez légèrement, l'ongle sur le ventre d'un enfant atteint de fièvre cérébrale, de manière à tracer des lignes longitudinales croisées par des lignes transversales, trente secondes ne sont pas écoulées que toute la surface des téguments, qui a été touchée, est couverte d'une teinte rouge très vive qui, d'abord diffuse, s'étend lentement, pour laisser à la place où l'ongle a traîné, des raies d'un rouge plus intense et qui persistent assez longtemps. » La simple expression de raie méningitique montre quelle valeur Trousseau attachait à ce signe. Il ne faudrait pas croire cependant, ainsi qu'on l'a dit si injustement, que Trousseau en fit un signe exclusif de la méningite tuberculeuse. Trousseau n'a jamais dit cela, il est au contraire le premier à proclamer qu'il a rencontré ce symptôme, dans d'autres maladies que la fièvre cérébrale. « On n'a pas nié, son existence, mais contesté l'importance que j'y attache, en disant qu'elle se rencontrait dans des maladies autres que la fièvre cérébrale ; je reconnais moi-même qu'il peut en être ainsi, etc. » Ce qui prouve encore que Trousseau ne faisait pas de ce signe, un signe exclusif de la méningite tuberculeuse, c'est qu'il le désigna, plus tard, sous le nom de tache cérébrale.

Voilà le fait bien observé, mais son explication resta longtemps lettre-morte. Ceci ne doit pas nous étonner, puisque les nerfs vaso-moteurs n'étaient pas encore connus : ce phénomène, ainsi que nous nous efforcerons de le démontrer plus loin, se rattache à un trouble vaso-moteur. Trousseau expliquait la tache cérébrale, par une modification profonde survenue dans la vascularisation de l'enveloppe cutanée. A quoi était due cette modification profonde, il ne cherche pas à l'expliquer. Il faut arriver jusqu'en 1854 pour voir Cl. Bernard rattacher ce phénomène à un trouble vaso-moteur : nous verrons plus loin comment il l'expliquait. Comme toutes les nouveautés, la tache cérébrale jouit d'abord, auprès du public médical, d'un certain crédit. En parcourant les thèses qui furent soutenues à cette époque, à la faculté de médecine de Paris, sur la méningite tuberculeuse, nous avons pu juger l'importance qu'accordaient leurs auteurs, à ce phénomène. Mais quand on eut constaté ce signe dans d'autres maladies; telles que la dothiénentérie, la pneumonie etc. la réaction ne se fit pas longtemps attendre; on négligea alors ce signe, autant qu'on l'avait recherché auparavant. Aujourd'hui la plupart des médecins n'y attachent plus la moindre valeur. Parmi nos maîtres actuels qui accordent encore une certaine importance à la tache cérébrale, surtout quand ce signe accompagne l'hypéresthésie et les contractures, il faut citer M. le professeur Parrot et M. Empis.

Pour nous, la dénomination de raie méningitique, ni celle de tache cérébrale pour désigner une rougeur hyperhémique, ne nous satisfont pas. Ce phénomène n'est pas exclusif aux affections de l'encéphale, ni à celles des méninges, ainsi que nous tâcherons de le démontrer dans le courant de ce travail. Nous préférerions à l'exemple de M. Empis, le désigner sous le nom de raie congestive. Si ce terme est vague, au moins il ne préjuge rien sur la nature, ni le siège de la maladie.

PARTIE PHYSIOLOGIQUE

Quand sur la peau d'un individu sain, on trace, avec l'ongle, ou avec une pointe mousse, une ligne longitudinale, ou de tout autre direction; il se produit aussitôt, quelque soit la région sur laquelle on expérimente, une raie blanche exsangue : cette anémie, purement mécanique tient à ce que le sang est momentanément chassé des vaisseaux qui ont subi l'impression de l'instrument. Elle ne dure qu'un instant, et la partie reprend sa coloration normale. Mais 30″ ou 45″ rarement 1′ après, pendant lesquelles la personne, qui est soumise à l'expérience, éprouve une sensation de constriction, qui a pour siège la région excitée, les vaisseaux s'effacent de nouveau peu à peu au niveau de ces points, et l'on voit apparaître une ligne blanche plus ou moins large. Cette traînée blanche persiste parfois pendant 1′ 2′ 3′. Puis la peau reprend sa coloration normale; elle peut même devenir plus rouge qu'à l'état habituel, et rester ainsi pendant plusieurs minutes. Pour que ces phénomènes se passent tels que nous venons de les décrire, il ne faut pas que l'excitation soit trop forte. Tracez en pressant un peu, une ligne sur la surface de votre cuisse, par exemple; vous n'observerez rien au premier moment. mais vous sentirez presque aussitôt, sur le trajet de l'excitation, une impression de constriction plus forte que lorsque l'excitation est moins énergique.

Après 50″, 1′ et quelquefois davantage, vous verrez la ligne tracée sur la peau devenir rouge, et cette teinte rouge augmenter d'intensité peu à peu. De chaque côté elle est entourée par une traînée blanchâtre beaucoup plus large. Ces phénomènes persistent 2′, 3′, 4′. Puis les traînées blanches disparaissent les premières. Quant à la traînée rouge, elle conserve sa teinte pendant plus longtemps encore : plusieurs fois je l'ai vu persister pendant 10′, 15′. Ceci arrive principalement chez les enfants. Chose curieuse, la ligne rouge fait d'ordinaire une légère saillie : saillie qui peut tenir soit à un affaissement des parties anémiées, soit à une tuméfaction des parties congestionnées, soit encore à ces deux causes réunies.

Comment expliquer la production de ces diverses traînées blanches et rouge qui se montrent sous l'influence d'une simple friction ? D'après M. Vulpian, sous l'influence de la friction les artérioles de la région se contracteraient et se resserreraient au point de ne plus laisser passer les globules sanguins : le sang contenu dans les artérioles se trouverait projeté au travers les capillaires jusque dans les veinules, qui se resserreraient à leur tour dans un sens centripète. Les capillaires se trouvant alors à vide s'efface-raient mécaniquement parce que toute pression intérieure y cesse, lorsque les artérioles ne sont plus perméables. Au défaut de pression intérieure, viendrait se joindre la compression qu'exerce, sur les capillaires, l'élasticité des tissus qu'ils traversent. Cette explication de la production des traînées blanches nous paraît très vraisemblable. En remarquant la lenteur avec laquelle ces traînées pâles se produisent, il est difficile d'admettre que la contraction des artérioles et des veinules soit due simplement à l'excitation directe de ces vaisseaux. Cette contraction serait, suivant le même auteur, le résultat d'une action réflexe vaso-constrictive. Rien ne nous empêche de penser que l'excitation des nerfs sensitifs de la région frictionnée, produite par le corps mousse, soit transmise au foyer d'origine de ces nerfs dans la moelle, puis traverse les commissures médullaires, pour aller mettre en activité les nerfs vaso-constricteurs destinés aux vaisseaux de cette région.

Si la production des traînées blanches est due à un resserrement des parois vasculaires, il est tout naturel de penser que la production de la traînée rouge tient à un relâchement de ces mêmes parois. Mais de quoi dépend ce relâchement? Est-ce le fait, ainsi que l'ont cru quelques expérimentateurs, d'une paralysie des vaso-constricteurs déterminée par une excitation trop vive, épuisant brusquement la contractilité vasculaire? S'il en était ainsi la ligne rouge dont il s'agit se montrerait instantanément : or, nous savons qu'elle ne se montre que quelques instants après le passage de l'instrument irritant. Cette seule remarque ne nous permet pas de considérer ce relâchement des parois contractiles des vaisseaux comme le résultat d'une paralysie.

Puisque, pour le resserrement des parois vasculaires, nous avons admis une action réflexe vaso-constrictive; pourquoi n'admetterions-nous pas, avec M. Vulpian, une action réflexe vaso-dilatatrice, pour expliquer leur relâchement? Ne trouvez-vous pas qu'il y a là une analogie frappante avec ce qui se passe, quand après avoir coupé le nerf cervico-auriculaire d'un lapin, on électrise le bout central? Car dans ces conditions, ainsi que Snellen l'a observé pour la première fois, il y a d'abord, si le courant n'est pas trop fort, une constriction plus ou moins accusée des vaisseaux de l'oreille (action réflexe vaso-constrictive). Après quelques instants, si l'on continue l'électrisation, cette constriction fait place à une dilatation vasculaire considérable. M. Rouget a montré qu'on peut obtenir cette dilatation à son plus haut degré de dévelpppement, et dès le début de l'électrisation, en faisant usage d'un fort courant. Il est bien évident que dans ce cas il ne peut s'agir que d'une action réflexe vaso-dilatatrice, puisque le bout central du nerf coupé n'est plus en rapport avec l'oreille, mais seulement avec la moelle. L'excitation est donc transmise à la moelle ; puis de là elle se propage jusqu'aux centres d'où partent les nerfs vaso-dilatateurs de l'oreille et met en activité leurs fibres.

Comme tous les physiologistes n'expliquent pas de la même façon le mécanisme de l'action réflexe des nerfs vaso-dilatateurs, il nous paraît utile de passer en revue les diverses hypothèses qui ont été émises à ce sujet.

Une première explication consiste à dire que sous l'influence de l'excitation des nerfs, il se produit une dilatation active des vaisseaux. Entend-t-on par là exprimer simplement que cette dilatation vasculaire se produit sous l'influence d'une activité exagérée des fibres vaso-dilatatrices? très bien. Mais nous avouons que ceci ne peut pas tenir lieu d'une explication. Par ces mots de dilatation active, veut-on dire que la dilatation ainsi provoquée est le résultat d'une action spéciale, directe des fibres nerveuses en question, sur les éléments contractiles des vaisseaux?

C'est là une proposition inadmissible. En général les fibres musculaires de la tunique moyenne des vaisseaux ont une disposition circulaire ; il n'y a pas de fibres masculaires longitudinales dans la paroi vasculaire. Cette paroi n'est pas non plus en rapport avec des éléments musculaires qui, partant des tissus voisins viendraient s'insérer à la surface, et pourraient en se contractant l'entraîner avec eux de manière à augmenter le calibre intérieur des vaisseaux. La disposition annulaire des fibres musculaires ne peut donner lieu, sous l'influence d'une excitation, qu'à une seule sorte de modification de calibre, à savoir : à un resserrement, à une constriction vasculaire. Quoique des physiologistes du plus haut mérite, Schiff entre autres, aient cru à une pareille action des nerfs sur les vaisseaux, nous ne pouvons souscrire à cette opinion.

Une seconde explication a été proposée : d'après cette opinion les phénomènes dilatateurs seraient dus à une constriction des veinules qui ramènent le sang de la partie dont les vaisseaux se dilatent. Le sang, rencontrant ainsi un obstacle au sortir des vaisseaux capillaires, s'accumulerait d'abord dans ces vaisseaux, puis dans les artérioles et les artères qui communiquent avec eux : la pression sanguine augmenterait dans ces différents vaisseaux, et les obligerait à se dilater. L'examen des faits nous montre que les veinules se dilatent aussi bien que les artères, de plus la pression sanguine y augmente, ainsi que la rapidité de la circulation. Tous les phénomènes de l'expérience se manifesteraient encore, après l'ouverture des veines. Devant de tels faits, une pareille explication perd toute valeur.

Legros a essayé d'expliquer d'une autre façon l'action

des nerfs vaso-dilatateurs. Il admet que, dans les conditions ordinaires de la circulation, les artères sont le siège de mouvements péristaltiques se propageant du centre vers la périphérie. Il pense que l'on pourrait se rendre compte de l'action vaso-dilatatrice de certains nerfs en admettant que l'action de ces nerfs exagère les mouvements péristaltiques artériels.

L'hypothèse de Legros ne repose sur aucune expérience solide ; quelque séduisante qu'elle soit, nous ne pouvons pas y souscrire. On comprend difficilement comment l'exagération de ces mouvements pourrait amener la congestion. Au reste les mouvements des artères n'ont aucun caractère qui permette de les rapprocher des mouvements vermiculaires des intestins.

Brown-Séquard, trouvant la théorie de la paralysie réflexe et celle des dilatateurs insuffisants a admis une sorte d'action mystérieuse, une attraction du sang par les éléments anatomiques excités ou irrités. Pour lui la dilatation des vaisseaux ne serait pas une dilatation primitive, mais une dilatation secondaire. Le nerf vaso-dilatateur que l'on excite produirait son effet en agissant non pas sur les vaisseaux mais sur les éléments anatomiques de la région où s'observe le phénomène de la dilatation vasculaire. L'excitation de ce nerf augmenterait l'attraction que le tissu amimé par lui, exerce sur le sang à l'état normal ; et les vaisseaux de ce tissu se dilateraient par suite de l'afflux sanguin ainsi provoqué. Vulpian admettait il y a quelques années cette manière de voir ; aujourd'hui il professe une toute autre opinion. Il faut le reconnaître cette idée est vague et quelque peu métaphysique : pour que cette attraction s'exerce, il faut que le sang soit amené en plus grande abondance, et ce phénomène ne peut avoir lieu que par une action mécanique facilitant le cours du sang.

Il est une autre hypothèse, qui a été émise par Cl. Bernard et qui est défendue aujourd'hui avec tant de talent par M. Vulpian, à l'aide de laquelle ces auteurs cherchent à expliquer les phénomènes de dilatation vasculaire, qui se manifestent sous l'influence centrifuge de certains nerfs. Ils admettent que les nerfs vaso-dilatateurs exercent sur les nerfs vaso-constricteurs une véritable action d'arrêt. A l'état normal, les parois vasculaires sont tenues, par l'intermédiaire des nerfs vaso-constricteurs, dans un état de contraction moyenne qu'on appelle tonus vasculaire. D'après l'hypothèse émise, les nerfs vaso-dilatateurs pourraient lorsqu'ils sont excités, suspendre cette action tonique, en paralysant les vaso-constricteurs ; le tonus vasculaire cesserait ; les vaisseaux, artères, capillaires et veines se laisseraient distendre par le sang ; et ainsi se produirait la dilatation vasculaire.

Cette explication rend compte de la plupart des cas d'action vaso-dilatatrice. Malgré les objections qu'on a faites à cette théorie, nous considérons cette hypothèse comme très acceptable. On a dit que la congestion produite par l'électrisation des vaso-dilatateurs est plus considérable que celle produite par la paralysie expérimentale des vaso-constricteurs. A cette objection, M. Vulpian répond qu'il est difficile, pour ne pas dire impossible de couper tous les filets nerveux vaso-moteurs, pour produire la paralysie complète : tandis qu'en agissant directement par l'électricité sur le nerf vaso-dilatateur on paralyse momentanément la totalité des nerfs vaso-constricteurs.

Pour nous résumer nous dirons donc que la tache dite cérébrale existe à l'état physiologique avec des caractères particuliers : elle apparaît lentement, elle est toujours encadrée dans deux raies blanches. Nous avons remarqué que cette tache cérébrale apparaît plus rapidement chez l'enfant que chez l'adulte : pour atteindre son degré maximum chez ce dernier. il faut au moins 1′ 30″. Chez l'enfant au contraire une minute suffit pour qu'elle atteigne sa plus grande intensité. Il est probable que ce phénomène est le résultat d'une action réflexe vaso-dilatatrice; qu'on peut expliquer, ainsi que l'enseigne M. Vulpian, par l'influence qu'exercent les nerfs vaso-dilatateurs sur les nerfs vaso-constricteurs. Il ne s'ensuit pas qu'il faille regarder les nerfs vaso-dilatateurs comme les antagonistes des nerfs vaso-constricteurs. Tandis que ceux-ci sont en état d'activité permanente, les nerfs vaso-dilatateurs ne paraissent agir que momentanément, c'est-à-dire, quand il sont excités.

Il est certaines conditions qui empêchent la production de la tâche cérébrale. Nous n'avons jamais pu le produire, en excitant mécaniquement la peau soit des mains, des pieds et de la face chez des malades qui présentaient comme conséquence de troubles de la circulation périphérique, une cyanose assez prononcée de ces diverses parties du corps. Il nous a été également impossible de la faire naître en excitant mécaniquement la peau de l'abdomen, chez des malades qui avaient de l'ascite.

PARTIE CLINIQUE

Avant d'aborder l'exposé de nos recherches, avant d'exposer les faits sur lesquels nous désirons attirer l'attention, nous tenons à résumer en quelques propositions succinctes les idées de M. le professeur Hardy en la matière. Le lecteur verra mieux ensuite les détails dans lesquels nous désirons entrer.

La tache cérébrale se rencontre dans les maladies les plus diverses ; nous ne pouvons donc lui accorder aucune valeur diagnostique.

On trouve principalement la tache cérébrale dans les affections qui déterminent une dépression considérable du système cérébro-spinal. Quand au début d'une maladie vous provoquerez par l'excitation mécanique de la peau, ce phénomène ; méfiez-vous, cette maladie sera souvent grave.

Pour se convaincre de la vérité de la première proposition il suffit de jeter les yeux sur les observations que nous relatons. Ne voit-on pas la tache cérébrale se montrer dans le rhumatisme, la tuberculose, la fièvre typhoïde, la pneumonie, etc. Pour donner un peu de clarté à notre exposition, nous examinerons les unes après les autres les affections dans lesquelles nous avons pu produire la tache cérébrale.

MÉNINGITE TUBERCULEUSE

Toutes les fois que nous avons eu l'occasion d'observer un malade atteint de méningite tuberculeuse nous avons cherché à produire la tache cérébrale. Toujours nous l'avons vue apparaître à quelque période que fût la maladie. Bien différente est la tache qu'on produit à l'état physiologique de celle qui se montre dans la méningite tuberculeuse. Dans ce cas le passage rapide d'une pointe mousse ou de l'ongle détermine l'apparition prompte d'une ligne rouge, et les traînées blanches qui bordent la raie rouge à l'état physiologique font absolument défaut. Ainsi que le prouvent les observations I, II, III, IV, quelques secondes suffisent pour voir apparaître la tache cérébrale dans la méningite tuberculeuse. Cette apparition déjà si prompte chez l'adulte l'est encore davantage chez l'enfant. Elle s'étend beaucoup et persiste longtemps.

On trouve dans la thèse de Troyes-Escounet, des observations où il est dit, que la tache cérébrale a persisté pendant 30′ et davantage. Il faut dire que Troyes-Escounet observait chez les enfants. Car si ce phénomène apparaît plus vite chez l'enfant, il persiste aussi plus longtemps. Quant à nous, nous n'avons jamais vu persister, chez l'enfant, la tache cérébrale plus de 10 minutes. Chez l'adulte la plus grande durée que nous ayons pu observer a été de 7 minutes.

Apparition rapide, intensité, persistance, voilà quels sont les caractères de la tache cérébrale dans la méningite tuberculeuse. Quoique la tache cérébrale se montre dans toutes les périodes de cette affection elle ne revêt pas ses caractères au même degré dans les diverses phases de la maladie. Ainsi que le démontrent les observations déjà citées, c'est à la deuxième et principalement à la troisième période que la tache cérébrale se montre avec tous ses caractères.

L'apparition de la tache dans la méningite tuberculeuse n'est pas subordonnée à l'inflammation du cerveau. La tache cérébrale se rencontre indistinctement dans toutes les formes de l'affection tuberculeuse.

L'observation III en fait foi. Mais dira-t-on l'autopsie a démontré que l'infiltration granulique était générale, qu'on a trouvé des tubercules dans le bulbe et la protubérance aussi bien que dans les poumons.

Pour bien se convaincre que ce phénomène apparaît dans toutes les formes de l'affection tuberculeuse il suffira de parcourir les diverses observations de granulie (1) où la tache cérébrale est consignée. L'autopsie montrait les poumons infiltrés, tandis que les méninges et le cerveau étaient complètement sains.

Rhumatisme articulaire.

Jamais personne n'a songé à établir le moindre rapport entre la tuberculose et le rhumatisme. Il nous a été permis cependant d'observer plusieurs fois la tache cérébrale

1. De M. Empis.

dans cette dernière affection. Mais ici son apparition n'est pas constante : sur 8 cas de rhumatisme polyarticulaire aigu il ne nous a été donné d'observer la tache cérébrale que 6 fois. Dans ces 6 cas les malades accusaient une violente céphalalgie. Un malade, dont nous rapportons l'observation plus loin, avait présenté à un moment un peu de subdelirium. L'apparition de la tache cérébrale coïncida toujours avec l'apparition des accidents cérébraux. Le jour où la céphalalgie disparaissait, la tache cérébrale n'existait plus. Mais quelle différence, ainsi que le démontre l'observation VI, entre les caractères de la tache de la méningite et celle du rhumatisme. Au lieu d'une traînée d'un rouge écarlate, apparaissant promptement, et persistant plusieurs minutes, nous trouvons une traînée rosée qui met un certain temps pour se montrer et qui persiste à peine 2 minutes.

FIÈVRE TYPHOÏDE

Si nous avions voulu classer les affections d'après l'intensité de la tache cérébrale nous aurions dû placer la fièvre typhoïde à côté de la méningite tuberculeuse. Car c'est dans la dothiénentérie que le phénomène qui nous occupe, se montre avec tous les caractères que nous lui avons vus dans la méningite. Nous avons eu plusieurs fois l'occasion d'observer des malades atteints de fièvre typhoïde quelle que fût la forme, quel que fût le cas, jamais la tache cérébrale ne fit défaut. Il est bon de dire néammoins qu'elle ne se montrait pas avec la même intensité dans tous les cas. Nous rapportons plus loin quatre observations de dothiénentérie ; deux relatives à l'adulte, deux relatives à l'enfant. Parmi ces quatre observations dans deux VIII et X la stupeur et la prostration étaient très prononcées ; beaucoup moins dans les deux autres IX et XI : quoiqu'elles fussent cependant très manifestes. En comparant ces diverses observations le lecteur pourra facilement saisir la différence des caractères avec lesquels la tache cérébrale s'est montrée dans les divers cas. Quand à moi j'ai toujours remarqué que la tache cérébrale se montrait d'autant plus vite et persistait d'autant plus longtemps que l'abattement la prostration étaient d'autant plus marqués. Ceci prouve que notre seconde proposition est vraie et combien M. le professeur Hardy à raison de dire que l'apparition de la tache cérébrale est en rapport avec un certain état d'affaiblissement du système nerveux. L'apparition de la tache cérébrale dans la dothiénentérie n'est pas un fait inconstant ni exceptionnel, ainsi que l'a écrit Trousseau, puisque nous l'avons observé dans tous les cas de fièvre typhoïde qu'il nous a été donné d'observer. De plus nous l'avons observée à toutes les périodes de la maladie, toujours plus marquée et plus persistante à la période d'état ; plusieurs fois nous l'avons observée pendant la convalescence principalement quand il s'était agi de cas graves.

FIÈVRE INTERMITTENTE.

Pendant que nous faisions nos recherches sur la tache cérébrale il se présentait dans le service de M. le professeur Hardy une malade atteinte de fièvre intermittente. (observation XII). Nous avons pu nous assurer qu'il était facile de produire la tache cérébrale dans cette affection. Mais ici, le phénomène est loin de se montrer avec intensité dans les trois stades. Ainsi assez lente à apparaître et persistant à peine, deux minutes dans le stade du frisson, la tache cérébrale apparaît très promptement et persiste jusqu'à cinq à six minutes dans le stade de chaleur et de sueur. Ceci ne doit pas nous étonner ; car, nous savons qu'à la teinte pâle ou faiblement cyanosée, qu'offre la peau pendant le premier stade, succède pendant le second stade une teinte plus ou moins rouge. Cette dilatation des vaisseaux du tégument externe doit être attribuée, soit à un certain degré de paralysie vaso-motrice qui succède à l'état d'excitation dans lequel se trouvaient les nerfs vaso-moteur cutanés, pendant le stade de froid, soit à la nature spéciale de l'excitation produite sur eux par la cause pyrétogène. Quoi qu'il en soit, dans le stade de chaleur et de sueur, les excitations mécaniques faites sur le tégument peuvent provoquer dans les points irrités, une congestion bien autrement intense que celle qui existait auparavant. Nous avons pu produire plusieurs fois la tache cérébrale dans l'intervalle des accès.

PNEUMONIE.

Nous avons également cherché la tache cérébrale dans la pneumonie. Sur 8 cas de pneumonie dont 3 chez l'enfant et 5 chez l'adulte, nous avons toujours pu produire ce phénomène. Comme le prouve l'observation XIII, la tache cérébrale acquérait sa plus grande intensité dans la période d'hépatisation et disparaissait pour ne plus reparaître au moment de la défervescence. En face de la congestion des pommettes qui d'ordinaire se produit dans la pneumonie, on devait s'attendre à retrouver là encore le phénomène qui nous occupe. Gubler qui a bien étudié ce signe en a donné une explication qui a été acceptée par tous les pathologistes. Il s'agissait suivant cet illustre médecin, d'un phénomène de dilatation reflexe des vaisseaux de la peau. Cette explication paraît très admissible à M. Vulpian, à condition que l'on attribue la dilatation des vaisseaux de la peau, non pas à une vraie action reflexe, mais bien à une suspension de l'activité tonique du centre vasomoteur des vaisseaux de la peau.

FIÈVRES ÉRUPTIVES.

En présence des rougeurs cutanées qui se manifestent dans les fièvres éruptives (rougeole, scarlatine, variole), l'idée de rechercher la tache cérébrale devait surgir. Nous avons, en effet, cherché à produire ce phénomène dans ces diverses affections. Mais, il faut bien le dire, nous avons été un peu déçus en ne voyant pas la tache cérébrale apparaître dans ces circonstance. Sur quatre cas de variole qu'il nous a été donné d'observer dans le service de M. le professeur Parrot, nous n'avons jamais pu produire le phénomène que nous cherchions. Il en a été de même pour la scarlatine. Quant à la rougeole sur cinq cas observés dans le même service, nous n'avons pu produire la tache cérébrale que dans un seul cas. Encore se montrait-elle assez lentement et disparaît-elle promptement. C'est à la période d'éruption qu'elle a acquis son maximum d'intensité, nous rapportons plus loin l'observation.

Avertis par M. le professeur Hardy que ce phénomène se montrait avec une certaine intensité dans l'urticaire, nous avons eu garde de perdre l'occasion de constater ce fait ; quand nous fûmes appelés auprès d'un de nos amis qui, après avoir mangé du poisson, fut tout étonné le lendemain de se trouver indisposé et de remarquer au niveau des poignets, des articulations tibio-tarsiennes, de la poitrine et du visage une rougeur à configuration spéciale. Ainsi que le démontre l'observation que nous reportons plus loin, nous avons pu dans cette circonstance constater pendant plusieurs jours, même après la disparition de l'éruption l'existence de la tache cérébrale. Nous avons été heureux de constater une fois de plus combien notre maître avait raison quand il nous disait que la tache cérébrale existait à un degré très prononcé dans l'urticaire.

Nous savons parfaitement que les affections que nous venons de passer en revue ne sont pas les seules qui donnent naissance à la tache cérébrale. Nous savons que M. Vulpian l'a produite dans diverses affections de la moelle et du système nerveux. La nature de ce travail ne nous permet pas d'entreprendre une pareille nomenclature ; qu'il nous suffise de démontrer que la tache cérébrale existe au même degré dans des maladies autres que la méningite tuberculeuse et nous nous déclarons satisfaits.

Observation I

Due à l'obligeance de M. le Dr Josias, chef de clinique de la Faculté.
Méningite tuberculeuse chez l'adulte. Mort. Autopsie.

L..., facteur, âgé de 27 ans, est amené à la consultation le 3 janvier 1883, et admis le même jour dans le service de M. le professeur Hardy, à l'hôpital de la Charité.

Le malade délire depuis quatre jours. Le 31 décembre, il a encore pu faire son service : doué d'une bonne constitution, il n'a jamais été atteint antérieurement de maladies graves, jamais, au dire de ses camarades, il n'aurait fait d'excès d'aucune sorte. Le 1er janvier, il lui fut impossible de se rendre à son travail; quand son camarade vint le voir dans la journée, il le trouva délirant.

3 janvier. — Durant l'après-midi le malade n'a cessé de délirer. A la visite du soir, M. Josias le trouve très agité ; il ne peut répondre à aucune de ses questions. Facies égaré, les yeux sont excavés, les joues affaissées, changeant de couleur à chaque instant, tantôt très rouges, tantôt pâles ; les lèvres sont humides, non fuligineuses ; pupilles normales, régulières. Il n'y a pas de déviation des traits de la figure.

Langue humide et saburrale, il n'y a pas eu de vomissements, ni de selles ; pas de gargouillement au niveau de la fosse iliaque droite, absence complète de taches rosées lenticulaires.

La rate et le foie n'ont pas augmenté de volume.

La percussion dénote une sonorité normale dans toute l'étendue de la poitrine. L'auscultation ne révèle aucun bruit morbide : les battements du cœur sont normaux.

Pouls régulier, 84 pulsations par minute.

T. S. 37°,4.

Les réflexes plantaires et tendineux sont exagérés : l'hypéresthesie cutanée et musculaire est très accusée ; au moindre contact, la figure du malade devient grimaçante. Il y a de la carphalogie.

En passant notre doigt sur la paroi abdominale, nous déterminons d'abord une raie blanche à bords bien tranchés ; à cette première raie, qui ne fait qu'apparaître et disparaître presque aussitôt, succède une raie d'un rouge écarlate qui tranche sur les parties blanches avoisinantes. Cette raie persiste sous forme de ruban pendant 6′ (tache cérébrale).

Traitement. — Lavement avec 40 grammes de sulfate de soude : six sinapismes sur les membres inférieurs.

4 janvier. — Même état d'hébétude et d'inconscience. Le malade pressé de questions, répond, mais vaguement, à quelques-unes. Il a déliré toute la nuit, n'a pas été agité. Les pupilles sont dilatées : l'hyperesthésie musculaire et cutanée persiste.

Pouls régulier, 68 pulsations. T. M. 37°,2.

La tache cérébrale apparaît très vite, s'étend beaucoup, persiste 5′25″. Le soir le malade est dans le même état. Il y a constipation.

Pouls régulier, 76 pulsations. T. S. 37°,4.

5 janvier. — Le malade semble répondre à quelques questions, mais il ne tarde pas à divaguer. L'hyperesthésie persiste. Il y a eu deux selles involontaires.

La tache cérébrale a les mêmes caractères que la veille, elle a persisté aujourd'hui pendant 6′10″.

Les pupilles sont dilatées, mais régulières. Le malade n'a pas vomi.

Pouls régulier, 88 pulsations. T. M. 39°.

Soir, même état. Pouls 100 T. S. 39°.

6 janvier. — Le malade répond à quelques questions. Il se plaint de mal à la tête ; mais son attention ne peut pas se soutenir longtemps.

Il y a de l'obtusion cérébrale, subdélirium. Les pupilles sont inégales ; la gauche est moins dilatée que la droite ; il n'y a pas de strabisme.

Pouls fréquent, régulier, 120. T. M. 38°,4.

Soir, même état. Pouls 144. T. S. 38°,8.

La tache cérébrale est très marquée, elle persiste pendant 4′4″5.

7 janvier. — Le malade est couché sur le côté gauche; la tête est inclinée à gauche, les yeux excavés, les joues colorées, les pupilles

dilatées, la droite plus que l'autre. Le malade se plaint de céphalalgie frontale, la langue est humide et saburrale, rouge à la pointe et sur les bords. Il n'y a pas eu de vomissements, mais les selles et les mictions sont involontaires. L'abdomen est excavé en forme de bateau. L'hyperesthésie est très marquée.

La tache cérébrale apparaît très-vite; persiste, avec une grande intensité, pendant 5′ 10″.

Pouls petit, régulier, 116. T. M. 37°,8.

Soir : pouls 92. T. S. 38°,4.

8 janvier. — Facies congestionné : obtusion cérébrale très prononcée.

La tache cérébrale n'a persisté que pendant 3′.

Les pupilles sont inégales : les urines contiennent de l'albumine.

Pouls 72. T. M. 38°,4.

Soir : Pouls 92. T. S. 39°.

9 janvier. — Même état.

Pouls 100. T. M. 39°.

Soir : Pouls 104. T. S. 39°,8.

10 janvier. — Paralysie faciale droite, complète, avec impossibilité de fermer l'œil. La pupille droite est plus dilatée que la gauche. L'hyperesthésie cutanée et musculaire est très accusée. La tache cérébrale se montre très rapidement, persiste avec une grande intensité pendant 3′ 35″.

Il y a de la rétention d'urine.

Pouls fréquent, régulier. 124. T. M. 38°,6.

Soir : Pouls 120. T. S. 38°8.

11 janvier. — Le malade est très agité, il ne cesse de prononcer des paroles incohérentes.

La tache cérébrale apparaît avec les mêmes caractères que la veille, elle persiste beaucoup plus longtemps; elle n'a commencé à pâlir qu'après 6′ il lui a fallu 7′ 15″ pour disparaître complétement.

Pouls régulier, fréquent 140. T. M. 38°,6.

Soir : Les extrémités sont froides; le malade sue beaucoup, il a le hoquet : il y a du strabisme convergent de l'œil gauche.

Pouls 80. T. S. 38°.

12 *janvier*. — Le délire persiste, ainsi que la paralysie faciale. La dilatation des pupilles est excessive.

La tache cérébrale se montre avec une grande intensité, persiste 7′ 25″. Il n'y a pas de paralysie des membres ; mais la rétention d'urine persiste.

Pouls 72. T. M. 39°.

A midi le pouls est très irrégulier, filiforme : les extrémités cyanosées très froides : le corps couvert de sueur. Il survient un vomissement noir : à 1 heure, le malade meurt sans avoir eu des convulsions.

L'autopsie est faite le 14 au matin. Les méninges sont très congestionnées. Vu par la base le cerveau présente, au niveau du chiasma des nerfs optiques, de la face antérieure du bulbe et de la partie postérieure de la face inférieure des lobes frontaux au niveau de la scissure antérieure, un exsudat fibrino-purulent, gris jaunâtre qui se prolonge jusqu'à la scissure de Sylvius des deux côtés.

Sur les parties latérales de la protubérance, cet exsudat fibrineux contient dans ses mailles de la sérosité. Sur la face inférieure du lobe frontal droit on trouve, au niveau du sillon qui sépare la première circonvolution de la deuxième, trois points blancs nacrés, mesurant le volume d'une tête d'épingle.

Rien d'appréciable sur la face inférieure du lobe frontal gauche ni sur la face inférieure des lobes sphéno-occipitaux.

Dans la scissure de Sylvius, du côté droit, l'artère sylvienne est parsemée de points blanc jaunâtre, qu'on peut rattacher à des granulations, ou à des coagulations.

Dans la scissure gauche même exsudat masquant l'artère, à la façon d'un pont. Au niveau de la scissure parallèle, les divisions de la sylvienne sont parsemées de traînées grisâtres.

Sur la face externe de l'hémisphère droit on voit çà et là entre les circonvolutions, sur le trajet des vaisseaux des traînées et des points blanc grisâtre.

Cavité abdominale. Les circonvolutions intestinales sont parsemées d'arborisations, le péritoine n'est pas infiltré.

Foie : poids = 1 kil. 390 grammes, il est décoloré, légèrement paisseux.

Rein gauche : poids = 145 grammes, pâle décoloré.

Rein droit : poids = 150 grammes; il existe un abcès au niveau du hile.

Rate : hypertrophiée, pèse 145 grammes, elle est ramollie, quelques granulations jaunes dans le parenchyme.

Cavité thoracique. Il y a des adhérences pleurales à gauche.

Poumon droit : ne contient pas de granulations appréciables, il crépite sous le doigt : à la coupe on trouve au sommet un semi de granulations grises, avec une cavernule remplie de muco-pus d'une consistance caséeuse. Le lobe inférieur est congestionné, et présente quelques granulations.

Poumon gauche : crépite sous le doigt, à la coupe, on trouve le lobe supérieur parseme de granulations grises. Il existe à ce niveau une petite caverne remplie d'un liquide couleur chocolat.

Cœur : valvules saines, le muscle est décoloré.

Observation II (personnelle).

Méningite tuberculeuse chez l'adulte. Mort : autopsie.

Jeanne Lavigne, entre le 16 août 1881 à l'Hôtel-Dieu, salle Sainte-Jeanne, service de M. le professeur G. Sée, en ce moment suppléé par M. Raymond.

Notre malade écosseuse de pois aux Halles centrales se nourrissait mal, mais en revanche elle buvait bien. Les hivers depuis quatre ans environ, elle s'enrhumait facilement et toussait alors pendant de longs mois. Elle n'a jamais eu d'hémoptysies. Rien de particulier du côté de l'hérédité.

Il y a huit jours en revenant de son travail, cette femme fut prise de légers frissons, frissons qui se répétèrent cinq à six jours de suite; en même temps elle eut un malaise général, un grand affaiblissement, des vertiges.

Puis l'appétit se perdit, il survint des nausées et des vomissements, de la constipation.

Les nuits étaient très agitées, accompagnées de cauchemars, la malade transpirait beaucoup.

17 août. — A la visite du matin la malade est plongée dans un état de stupeur et d'hébétude profondes. Presque absolument insensible à ce qui se passe autour d'elle, il faut l'exciter fortement pour en obtenir quelques réponses à peu près sensées, et alors elle se plaint d'une violente céphalalgie ; la douleur paraît siéger tout autour de la tête. Elle se plaint aussi de douleurs vives, ainsi que d'une grande faiblesse dans les membres inférieurs.

La tête est légèrement inclinée sur l'épaule droite, la face regardant en haut et à gauche. En cherchant à la redresser on éprouve une grande résistance due à la contraction des muscles de la nuque. La malade ne peut la fléchir, et si on tente la flexion par la force, elle pousse des cris, et accuse de violentes douleurs au niveau de l'occiput et de la nuque. Si on la fait asseoir, elle n'y parvient qu'avec peine et en se plaignant beaucoup. Très léger degré de contracture du bras droit. Rien de semblable n'existe du côté gauche. L'hypéresthésie est génrale : Vient-on à comprimer les muscles des bras et des jambes, la malade témoigne immédiatement, par les contractions de son visage, des vives douleurs qu'elle ressent. La paupière supérieure droite est légèrement affaisée et comme contracturée. Les pupilles sont rétrécies, parfaitement égales. Aucun trouble du côté des autres organes des sens.

La peau est chaude, sèche ; le pouls petit, irrégulier, en ce sens que toutes les dix ou quinze pulsations, il se précipite pour se ralentir ensuite. Les artères radicales sont manifestement athéromateuses.

La langue est sale, recouverte d'un enduit blanchâtre : le ventre est rétracté en bateau. Constipation opiniâtre.

La respiration est pénible et fréquente : 40 respirations par minutes, quelques irrégularités de temps en temps.

La percussion de la poitrine dénote un peu de submatité dans les deux fosses sus-épineuses, principalement à droite. Il en est de même sous la clavicule de ce côté. A ce niveau l'expiration est prolongée, légèrement soufflante. L'expectoration muco-purulente est peu abondante.

Les urines rouges foncées en couleur, contiennent de l'albumine en grande quantité.

Quand avec l'ongle on fait des raies sur la paroi abdominale, on voit apparaître aussitôt après, sur tous les points où on a promené l'angle, des traînées blanches ; à ces traînées blanches succèdent 10″ après des traînées rouges, sous forme de rubans écarlates, qui s'étendent bien au-delà des points où la friction par l'angle s'est exercée. Elles persistent avec la même intensité pendant 3′45″, il faut 4′25″ pour disparaître complètement.

T. M. A. 38°4. P. = 84.

Traitements : Glace sur la tête, potion calmante avec du sirop de codeïne.

18. — La malade est dans un état de somnolence profonde.

La tache cérébrale est très marquée, elle a persisté pendant 4′25″.

T. M. A. 38°2. P. = 76. T. S. A. 38°. P. = 80.

19. Le sommeil a été agité pendant la nuit. Ce matin la stupeur est profonde, la parole embarrassée et difficile.

La tache cérébrale met 20″ pour apparaître, mais elle est encore très intense, elle a persisté pendant 3′15″.

T. M. A. 38°4. P. = 104.

20. — Toute la nuit la malade a eu du délire, on a été obligé de la camisoler. La contracture des muscles de la nuque et du dos a augmenté ; par contre rien de semblable n'existe du côté des membres.

La malade est gâteuse. Il y a chute complète de la paupière supérieure droite.

La tache cérébrale se dessine bien, mais elle ne s'étend pas autant que les jours précédents, elle n'a persisté que 3′, 25″.

T. M. A. 37°,8. P = 96.

T. S. A. 38°. P = 108.

21. — Même état général. Il y a un peu de strabisme latéro-externe de l'œil droit. La pupille droite est très dilatée.

La tache cérébrale apparaît lentement et disparaît après 2′, 50″.

T. M. A. 37°,6. P=104.

T. S. A. 37°,8. P=112.

22. — La respiration est difficile, irrégulière ; 46 inspirations par minute. Le pouls est petit, dépressible, irrégulier et fréquent.

La malade est plongée dans une sorte d'état cataleptique.

Élève-t-on le bras gauche, il reste en l'air une douzaine de secondes.

On peut le mettre dans toutes les positions et il s'y maintient assez longtemps.

La tache cérébrale apparaît après 15″, elle est intense, persiste pendant 3′, 10″.

T. M. A. 38°,2. P=116.

La mort est survenue le 23 à 9 heures du matin.

L'autopsie a été faite le 25 au matin.

Cavité thoracique. Il existe de la pleurésie au sommet de la poitrine. Les adhérences sont plus prononcées à droite. On aperçoit quelques granulations au sommet du poumon droit, il en existe encore quelques-unes dans tout le parenchyme pulmonaire.

Cœur : normal.

Cavité abdominale : Le foie a son aspect physiologique. Les reins sont congestionnés. Leur enveloppe s'enlève assez facilement : sans elle, dans le parenchyme rénale on aperçoit quelques granulations tuberculeuses.

La rate, ni l'appareil génito-urinaire n'offrent rien de particulier. La muqueuse stomacale est mamelonnée et fortement injectée, avec des ulcérations ayant la dimension d'un petit pois.

Système nerveux, encéphale : Dans l'épaisseur de la pie-mère existent des exsudats poisseux répandus autour de l'hexagone de Willis, du chiasma des nerfs optiques. Ces exsudats, qui englobent les nerfs de la base du côté droit, se continuent jusque dans la scissure de Sylvius.

Au milieu de ces exsudats, on aperçoit à l'œil nu de fines granulations tuberculeuses. Celles-ci sont surtout abondantes le long de la sylvienne et de ses branches pariétales des deux côtés. En écartant les circonvolutions qui bordent celle-ci, on voit un semi de fines granulations dans la trame de la pie-mère qui recouvre l'insula de Reil. Celle-ci adhère assez intimement au tissu cérébral sous-jacent. Il n'y a pas de foyer d'hémorrhagie, ni de ramollissement apparent à l'œil nu. L'exsudat, sur l'hémisphère gauche est surtout abondant au niveau de la frontale ascendante, vers sa partie moyenne.

La protubérance, le bulbe, le cervelet ont leur aspect physiologique. Il en est de même de la convexité de l'encéphale.

Le long de la moelle épinière principalement à la face postérieure, dans les régions dorsale et lombaire, il existe un exsudat poisseux très adhérent à la surface de l'organe.

Observation III (personnelle).

Tuberculose aiguë chez un alcoolique. Mort : Autopsie.

Lamotte Jules, âgé de 24 ans, fumiste, entre le 2 février 1882, à l'Hôtel-Dieu, annexe, salle Saint-Antoine, service de M. Hutinel.

Ce malade nous dit que son père est mort à l'âge de 35 ans d'une affection pulmonaire : lui-même a eu il y a douze ans une bronchite, depuis cette époque il tousse tous les hivers, il n'a jamais eu d'hémoptysie.

Depuis dix jours il est en proie à une dyspnée intense et à une toux continuelle : il n'a pas de sueurs nocturnes, ni de diarrhée. Le malade nous dit franchement qu'il a fait de grands excès de boissons ; quand nous lui commandons d'étendre les mains, et de porter les doigts dans l'abduction, il présente nettement le tremblement alcoolique ; au reste son sommeil est troublé par des rêves bizarres.

Depuis quelque temps le malade a perdu l'appétit, il se sent extrêmement fatigué. La langue est blanche, ne présente rien de bien caractéristique : plusieurs fois il est survenu des vomissements à la suite des quintes de toux.

La douleur de tête est nulle, rien du côté des sens : la sensibilité cutanée est intacte. Voix enrouée.

A la percussion on trouve de la matité en arrière dans les deux fosses sus-épineuses.

L'auscultation nous révèle les signes d'excavations anciennes aux deux sommets. Dans le reste de la poitrine on trouve des râles sibilants et ronflants mêlés à des râles sous-crépitants d'infiltration tuberculeuse. Mêmes signes en avant. Rien au cœur.

Le diagnostic porté par M. Hutinel fut : poussée de granulie chez un sujet tuberculeux et alcoolique.

4 février. — La fièvre est vive, le thermomètre monte à 39°,1 le matin, à 39°,4 le soir.

En passant la pulpe de notre doigt sur la paroi abdominale, nous voyons se produire, sur le trajet parcouru par le doigt, d'abord une traînée blanche, à laquelle succède bientôt une traînée rouge (tache cérébrale). Mais cette nouvelle traînée rouge apparaît lentement, s'étend peu et persiste à peine deux minutes.

6 février. — Même état.

8 février. — Depuis deux jours le malade a du délire la nuit, il se plaint de violentes douleurs à la tête. Vomissements verdâtres en assez grande quantité. La sensibilité cutanée est exagérée (hyperesthésie). Toux quinteuse. Abdomen tendu, ballonné, douloureux à la pression. Le malade accuse de la constipation ; n'est pas allé à la selle depuis deux jours. Tache cérébrale apparaît promptement, s'étend plus que les jours précédents, elle a persisté pendant 2′ 40″.

Le malade présente un facies typhique : la face est rouge, congestionnée, couverte de sueurs. Il y a un peu de raideur de la nuque.

Les phénomènes stéthoscopiques sont les mêmes.

M. Hutinel pense qu'il y a une poussée tuberculeuse du côté de la moelle et de l'encéphale.

Potion avec : teinture de musc, 10 grammes ; chloral, 4 grammes.

Sulfate de quinine, 1 gramme.

9 février. — Facies typhique plus accentué que la veille : langue noire, comme imprégnée d'un enduit desséché. Le malade a eu du délire toute la nuit, mais il n'a pas vomi comme la précédente. La

tête est lourde, sans être cependant trop douloureuse. La raideur de la nuque a augmenté, elle s'est étendue aux muscles du tronc.

Il n'y a pas d'inégalité pupillaire.

L'excitabilité réflexe est exagérée. Le malade présente toujours au plus haut degré l'hyperesthésie cutanée : cette hyperesthésie est surtout manifeste aux membres inférieurs.

La tache cérébrale est aujourd'hui très marquée, elle apparaît très vite, s'étend beaucoup sous forme d'un ruban rosé, persiste 4′ 25″.

Le ventre est ballonné, les veines sous-cutanées abdominales sont très bien dessinées à gauche. Il y a de la diarrhée. Pas d'anémie. Erythème des fesses. Râles muqueux et secs dans toute la poitrine.

Calomel 1 gr. Lait.

10 février. — Le malade a vomi : il se plaint de douleurs dans toute la tête. Les pupilles sont inégales, la droite est un peu dilatée. Il existe un léger strabisme divergent. Les mouvements des globes oculaires sont lents.

La langue est toujours très sèche, collant au doigt. Ventre ballonné.

La tache cérébrale très manifeste n'a persisté aujourd'hui que pendant 3′.

Il y a de la rétention d'urine ; on retire au moyen de la sonde plus de deux litres d'urines qui ne contient pas d'albuminurie.

Les membres inférieurs présentent le phénomène de trépidation réflexe. Le pouls est à 72 pulsations par minute. T. M. 38°,9 ; T. S. 39°,5.

Le malade a du délire et des hallucinations, il cherche avec les mains des objets imaginaires (carphologie). Il prononce des paroles incohérentes. Tour à tour les yeux sont fermés ou largement ouverts et le malade regarde alors longtemps dans la même direction avec des regards fixes et sans expression.

La bouche est constamment entr'ouverte. Le malade ne se soulève qu'avec peine. La tête déviée à droite et renversée en arrière ; le tronc est dans un état de raideur complète.

Les signes physiques du côté des poumons sont toujours les mêmes.

11 février. — Le malade est très abattu, quoique calme, il ne

répond pas aux questions qu'on lui fait. Le strabisme est plus marqué que la veille. On remarque ce matin un peu de cyanose des extrémités. La tache cérébrale existe mais à un faible degré, elle n'a persisté que pendant 2′ 10″.

Le pouls bat 114 pulsations à la minute. T. M. 38°,4. Le malade succombe dans l'asphyxie à deux heures de l'après-midi.

A l'autopsie faite 36 heures après la mort, on trouve, dans le sillon postérieur de la moelle, et à la partie inférieure, de nombreuses granulations blanchâtres, très petites qui exigent beaucoup d'attention, pour être perçues. Il existe en même temps un exsudat poisseux très-abondant.

Les méninges cérébrales sont rouges et injectées légèrement, adhérentes. Au niveau de la scissure de Sylvius et du sillon de Rolando, existent des granulations tuberculeuses très manifestes ; les plus grosses atteignent le volume d'un grain de chênevis. Ces granulations baignent dans un exsudat poisseux abondant. Il existe encore des granulations au niveau de la protubérence et du bulbe. Les ventricules ne sont pas distendus d'une façon sensible ; mais la substance centrale de la moelle, diffluente, ramollie, comme dans toutes les méningites.

Les poumons sont littéralement infiltrés de granulations grises ; à la coupe, ils présentent l'aspect de pierres granitiques, dans toute leur étendue ; aussi bien à la base, qu'au sommet. Dans les lobes supérieurs, on trouve, à droite, ei à gauche. au centre des parenchyme pulmonaire et à la périphérie, des cavernes assez nombreuses de volume variable : les unes du volume d'une noisette, les autres plus volumineuses, plus anfractueuses pourraient loger une pomme d'api.

Rien au cœur, un peu de sérosité dans le péricarde, en même temps que quelques granulations.

Rien au foie : les reins sont congestionnés, et un peu gros.

La rate présente un volume normal.

L'intestin n'a pas été examiné.

Observation IV

Due à l'obligeance de mon ami Pinsant (externe des hôpitaux).
Méningite tuberculeuse chez l'enfant.

Amélie Lamourette âgée de 6 ans entre le 8 avril 1883 dans le service de M. Cadez-de-Gassicours.

C'est une enfant chétive ; très intelligente au dire des parents ; depuis une huitaine de jours elle ne s'intéresse plus aux jeux de son âge, elle est devenue exigeante, se plaint de céphalalgie intense, va très difficilement à la garde-robe. Elle n'a plus d'appétit, tousse beaucoup.

Le 9, nous trouvons la jeune malade très absorbée, poussant par intervalle de petits cris plaintifs. Il y a de l'hypéresthésie musculaire et cutanée, quand les membres remuent l'enfant se plaint. La céphalalgie est intense; la pression au niveau du creux épigastrique provoque de la douleur.

L'intelligence est obtuse, l'enfant répond très lentement, son regard est fixe, sans expression.

Elle a vomi une matière porracée et verdâtre.

P. = 134. T. M. A. = 38°,2.

La tache cérébrale se montre rapidement persiste pendant 5′ 15″.

10. — Les réponses sont plus précises ; la céphalalgie est moindre, ainsi que les douleurs dans les membres. Le pouls est régulier, fréquent.

P. = 140. T. M. A. = 38°,6.

La tache cérébrale très marquée, persiste 5′ 35″.

11. — Le pouls est lent présente quelques irrégularités. La respiration est irrégulière. Le ventre rétracté, creusé en bateau, constipation opiniâtre.

Les muscles de la nuque sont raides, la tête est renversée en arrière et à droite. Les efforts qu'on fait pour la relever arrachent à la malade des gémissements.

P. = 44. T. M. A. = 37°,8.

La tache cérébrale persiste 5′ 25″.

12. — La malade ne parle pas, mais pousse des cris aiguës, hémiplégie gauche, strabisme divergent à gauche.

Rétention urinaire. Le cathétérisme donne issue à 1 litre de liquide.

P. = 62. T. M. A. = 37°,9.

La tache cérébrale se montre promptement, persiste. 7 minutes 15

13. — L'hémiplégie existe encore, la malade a pu uriner seule. La peau est sèche et chaude. Délire loquace suivi d'assoupissement.

P. = 58. T. M. A. = 38°,2.

14. — La malade remue un peu le bras gauche, mais quand on soulève la jambe, elle retombe inerte sur le plan du lit. La dilatation des pupilles est énorme.

P, = 64. T. M. A. = 37°,8.

La tache cérébrale persiste 6 minutes 35″.

15. — La malade est dans le coma. La langue est sèche et rouge, le pouls fréquent, irrégulier.

P. = 128. T. M. A. = 37°,6.

La tache cérébrale a persisté 11 minutes 45″.

16. — Coma profond, la jambe gauche est toujours paralysée. Le pouls est filiforme incalculable.

T. M. A. = 38°.

La respiration est stercoreuse. La tache cérébrale très intense, persiste 12 minutes. La mort survient à 11 heures du matin. Autopsie 36 heures après la mort.

On trouve en grand nombre de granulations sur les hémisphères cérébraux, elles sont aussi très abondantes dans les scissures de Sylvius. A la base du cerveau les membranes sont épaissies et présentent une infiltration de matière gélatiniforme, jaune verdâtre, très abondante au niveau du chiasma des nerfs optiques.

On découvre dans le lobe droit du cerveau au niveau de l'insula de Reil un tubercule du volume d'un pois. Les poumons contiennent des granulations tuberculeuses, on ne trouve pas de caverne.

Les ganglions trachéaux sont ramollis, farcis d'une matière caséeuse.

Observation V (personnelle).

Méningite tuberculeuse, chez l'enfant.

Mazaret, colliste, âgé de 8 ans, entre le 26 mai 1883 dans le service de M. J. Simon. Depuis quelque temps au dire des parents cet enfant est devenu exigeant, tout lui déplait ; il va difficilement à la garde-robe et se plaint souvent de mal à la tête. Il y a quinze jours il s'est trouvé exposé tête-nue à un soleil ardent. Depuis la céphalalgie n'a fait qu'augmenter. Il ne peut pas regarder le soleil, il pousse de temps à autre des cris aiguës.

Le 26 au soir nous remarquons un strabisme latéro-externe droit très prononcé. L'enfant pousse des cris déchirants presque continuellement.

T. S. A. = 38°,2.

Le pouls est lent et irrègulier, bat 64 fois à la minute. La respiration est régulière

L'hypéresthésie cutanée est très marquée : aussitôt qu'on touche l'enfant, il grimace et pousse des gémissements : il n'a pas été à la garde-robe depuis trois jours.

La tache cérébrale apparaît très promptement, persiste pendant 4'55".

27. — Le pouls est lent irrégulier.

P. = 68. T. M. A. = 37°,9.

La respiration est règulière. Le strabisme est encore plus prononcé que la veille. Les pupilles sont dilatées, principalement la droite. Le malade ferme et ouvre alternativement les yeux qui paraissent être péniblement impressionnés par la lumière. Les muscles de la nuque sont contracturés ; quand on cherche à fléchir la tête, l'enfant pousse des cris déchirants.

La tache cérébrale se montre rapidement, persiste pendant 5'25".

28. — Le sommeil a été interrompu par des cris aigus presque continuels.

P. = 56 irrégulier. T. M. A. = 38°,2.

L'enfant est couché en chien de fusil, quand on essaie de ramasser les jambes dans l'extension, il se plaint amèrement. La tête est toujours dans l'extension. La tache cérébrale a les mêmes caractères que la veille, elle a persisté pendant 5′ 15″.

29. — Céphalalgie toujours intense. L'enfant délire, l'hypéresthésie cutanée est très marquée.

P = 80. — T. M. A. = 38°,2.

La tache cérébrale se montre rapidement, persiste 6 minutes.

30. — Le délire a cessé, il y a de la carphologie : les évacuations sont alvines et régulières. Il n'y a pas eu de vomissements.

P. = 74. — T. M. A. = 37°,8.

31. — L'enfant délire de nouveau, il est assoupi. Le stratisme est très marqué, les pupilles, surtout la droite sont très dilatées.

P. = 94. — T. M. A. = 37°,9.

La tache cérébrale est remarquable par sa largeur, son éclat et sa persistance. 6′ 25″.

1er juin. — L'intelligence est abolie, délire, ventre rétracté, creusé en bateau.

P. = 104. — T. M. A. = 37°,6.

La tache cérébrale très marquée.

2. — Coma profond, la peau est insensible, la déglutition impossible. La rétraction du ventre est extrême.

P. = 70. — T. M. A. = 37°,8.

La tache cérébrale a persisté 10 minutes.

3. — Le coma est profond, il a des soubresauts des tendons. Il n'y a ni contracture, ni paralysie.

P. = 84. — T. M. A. = 38°,2.

La tache cérébrale a persisté 9′ 4″. Le coma continue.

P. = 124 filiforme. — T. M. A. = 37°,4.

La tache cérébrale est très marquée, a persisté 11′. La mort survint le 4 dans l'après-midi.

L'autopsie a été faite 24 heures après. On trouve quelques granulations isolées sur les hémisphères cérébraux. La base est tapissée par un exsudat poisseux, verdâtre. Il est surtout abondant au niveau du chiasma, il se prolonge jusque dans les scissures de Sylvius. On remarque dans cet exsudat quelques granulations.

Les poumons sont criblés de petits tubercules. Le sommet du poumon droit est le siège d'une petite caverne, capable de loger un œuf de pigeon.

Les ganglions trachéaux sont volumineux et remplis d'une matière caséeuse.

Observation VI (pesonnelle)

Rhumatisme articulaire.

Nangaret Alphonse, âgé de 23 ans, stationnaire au chemin de fer, entre le 21 mars 1883, salle Saint-Charles, lit 23, dans le service de M. le Professeur Hardy, à l'hôpital de la Charité. Vigoureux et robuste, notre malade nous déclare qu'il a toujours joui d'une santé excellente. Il y a quatre jours, il a ressenti des douleurs dans les deux genoux ; ces douleurs d'abord supportables, devinrent dans l'espace de deux jours assez vives pour rendre la marche impossible. Elles ne se localisèrent pas spécialement aux genoux, elles envahirent successivement les épaules, les poignets et le coude droit. Outre ces douleurs articulaires, notre malade était tourmenté par la fièvre, l'appétit était nul, la céphalalgie intense ; les nuits se passaient dans une insommie complète.

A la visite du 22 au matin, nous trouvons le malade dans l'état suivant.

Le visage rouge, les yeux brillants, injectés, la peau moite, couverte de sueur, la langue humide, recouverte d'un léger enduit saburral ; le ventre ne présente rien de particulier, il n'est pas douloureux à la pression ; il y a de la constipation.

Le malade ne se plaint que d'une céphalalgie frontale intense et de douleurs articulaires ; il a mal dormi la nuit dernière. Le genou gauche est gonflé et douloureux : les mouvements de flexion et d'extension exagèrent encore ces douleurs. A ce niveau la peau est rouge et plus chaude que du côté opposé. Les mouvements du bras et de l'avant-bras du même côté sont difficiles, à cause des douleurs qu'ils occasionnent au niveau de l'épaule et du coude, mais l'examen le plus attentif ne nous révèle rien d'anormal au sujet de ces articulations ; le malade se plaint encore de douleurs dans l'épaule et le poignet droit.

A l'examen de la poitrine, on ne constate ni à la percussion, ni à l'auscultation, aucun signe anormal.

Les battements du cœur sont fort réguliers. L'auscultation ne révèle aucun bruit morbide.

Les urines contiennent une petite quantité d'albumine.

Quand nous passons notre doigt sur la paroi abdominale, le trajet est d'abord représenté par une raie blanche qui ne fait qu'apparaître et disparaître, car 10″ après à cette raie blanche succède une raie rose, elle s'étend sur une surface de deux centimètres; pendant 2′ elle est très distincte, puis disparaît peu à peu, 3′ suffisent pour que la peau reprenne sa coloration normale.

T. M. A. 37°,8. P = 96.

T. S. A. 38°. P = 102.

On ordonne 3 grammes de salicylate de soude, les articulations douloureuses sont enveloppées dans du caoutchouc.

23. — Les douleurs articulaires persistent ; la céphalalgie est moindre. Le malade, qui n'avait presque pas dormi depuis quatre jours, a bien reposé la nuit dernière, un peu de subdélirium ce matin. La tache cérébrale est aussi marquée que la veille, elle a persisté plus longtemps, après 3′30″ elle avait complètement disparu.

T. M. A. 37°,4. P = 88.

T. S. A. 37°,8. P = 96.

On donne salicylate de soude, 4 grammes.

24. — La douleur du genou gauche est notablement diminuée, ainsi que le gonflement des tissus péri-articulaires. La peau a un aspect normal. Le bras droit peut aujourd'hui exécuter des mouvements assez facilement. La tache cérébrale n'est pas aussi intense que les jours précédents, elle a persisté à peine 2′.

T. M. A. 37°,4. P = 80.

T. S. A. 37°,6. P = 90.

25. — Les douleurs articulaires et la céphalalgie ont complètement disparu.

La tache cérébrale n'existe plus.

T. M. A. 37°,2. P = 80.

T. S. A. 37°,4. P = 84.

24. — Même état. Le malade a beaucoup d'appétit, et ne se plaint plus de rien.

La tache cérébrale n'existe pas.

Le malade sortait de l'hôpital le 2 avril. Jusqu'à sa sortie, nous avons en vain recherché la tache cérébrale.

Observavion VII (personnelle).

Méningite aiguë dans le cours d'une fièvre typhoïde.

Henry Mercier, âgé de 24 ans, peintre en bâtiment, entre le 27 août 1881, salle Saint-Christophe, à l'Hôtel-Dieu, dans le service de M. le professeur G. Sée, alors suppléé par M. Raymond.

Arrivé à Paris, il y a deux ans, notre malade a toujours joui antérieurement d'une excellente santé. Depuis une dizaine de jours, il se sent très fatigué. Il a en marchant des vertiges, ses oreilles tintent, la nuit, il dort mal, il se réveille souvent en sursaut, sous l'influence de cauchemars absurdes. L'appétit est nul.

28 août. — Le malade est prostré, abattu, un peu en état de stupeur. La figure pâle, les pommettes rouges, les conjonctives injectées, la peau brûlante indiquent immédiatement qu'il est sous le coup d'une fièvre intense. Le thermomètre appliqué dans l'aisselle monte à 39°. Le pouls est fréquent, rapide 120° et manifestement dicrote.

Le malade répond volontiers et avec précision aux questions qu'on lui fait. Il se plaint surtout d'une céphalalgie violente, siégeant principalement dans la région frontale, et de bourdonnements et de tintements d'oreilles assez prononcés. En outre, il dit souffrir en arrière du cou, au niveau de la nuque; cette douleur sourde semble assez forte quand le malade s'assied sur son séant. Dans cette position il a des vertiges, et la face pâlit.

L'appétit est absolument nul; la soif vive. La langue chargée d'un enduit blanchâtre, épais, présente de la sécheresse sur les bords, qui sont d'une couleur rouge-vif assez accentué. Le malade est très constipé, il ne va à la garde-robe qu'à l'aide de purgatifs et de lavements. Le ventre est légèrement ballonné, douloureux à la pression au niveau de la fosse iliaque droite. Pas de gargouillement. Quelques taches rosées lenticulaires sur le ventre et dans le dos. La percussion montre la rate augmentée de volume, dans le sens horizontal et dans le sens transversal.

La tache cérébrale apparaît lentement, elle n'acquiert toute son intensité qu'après, et encore ne s'étend-elle que très peu. La percussion de la poitrine ne révèle rien de particulier. L'auscultation fait entendre quelques râles ronflants et sibilants disséminés dans la poitrine. Les urines foncées en couleur, à réaction acide, contiennent de l'albumine, mais en petite quantité.

En présence de ces signes, M. Raymond porta le diagnostic de dothiénentérie.

Traitement. — Eau vineuse; comme boisson, bouillon; salicylate de magnésie, 6 grammes à prendre en trois fois, par paquets de deux grammes, de deux en deux heures. La température qui le matin était de 39°, monta le soir à 40°,2.

29 août. — L'état général est le même. La tache cérébrale apparaît lentement, persiste 2′ 15″.

T. M. A. = 39°,4.

T. S. A. = 39°,6.

Quoique le malade ait pris 8 grammes de salicylate de magnésie, il reste constipé.

30 août. — Il y a un peu plus de stupeur. La langue est sèche, noirâtre.

La tache cérébrale est plus intense que les jours précédents, elle persiste 3′.25″.

T. M. A. = 39°,4.

T. S. A. = 39°.

Le malade prend 10 grammes de salicylate de magnésie.

31 août. — L'état général est le même. On donne 14 grammes de salicylate de magnésie. Pas plus que les jours précédents, avec cette dose on n'obtient de garde-robe. Le soir administration d'un lavement purgatif, qui amène cinq selles diarrheiques abondantes ; la tache cérébrale apparaît après 15″ s'étend peu, persiste pendant 2′.55″.

T. M. A. = 39°.

T. S. A. = 38°.8.

1er septembre. — L'abattement est beaucoup plus grand ; le malade est prostré, presque incapable de répondre aux questions qu'on lui adresse. Ses réponses sont vagues, incertaines. Il y a de l'agitation, la langue est sèche ; les gencives fuligineuses ; le ventre très ballonné ; le pouls très irrégulier.

La tache cérébrale est plus marquée que les jours précédents ; elle persiste, sous forme d'un ruban, pendant 3′.10″. On cesse l'usage du salicylate de magnésie. Eau vineuse, bouillon ; potion à l'extrait mou de quinquina : lotions froides.

T. M. A. = 38°,4.

T. S. A. = 38°,4.

Vers quatre heures du soir, le malade est pris, pour ainsi dire, subitement, d'un délire violent d'actions et de paroles ; on est obligé de le camisoler. Toute la nuit du 1er au 2 il fut dans un état d'agitation extrême.

2. — Le matin nous trouvons le malade incliné sur le coté gauche du corps ; la tête renversée en arrière ; les muscles du cou légèrement contraciurées ; les yeux saillants, convulsés en haut et à droite ; les pupilles contractées.

Il pousse continuellement des cris déchirants. La bouche entr'ouverte laisse échapper une sérosité spumeuse, sanguinolente. Les muscles de la face sont le siège de tremblements fibrillaires. Les jambes et les bras légèrement raidis, sont agités par des convulsions rapides, brèves, cessant par instants, et revenant violentes à d'autres moments. La sensibilité générale est très exagérée : sous l'influence de la manœuvre nécessaire pour rechercher la tache cérébrale, les muscles de la face se crispent, et le malade pousse des cris déchirants. Celle-ci apparait très vite, et d'un rouge vif, persiste 2′ 52″.

T. M. A = 39°,4.

Le pouls est toujours irrégulier. En présence de ces accidents si accentués, M. Raymond diagnostiqua une méningite survenant dans le cours d'une fièvre typhoïde. En raison de l'irrégularité du pouls, il dit que probablement la méningite siégeait à la base.

Deux heures après la visite, le malade froid, couvert de sueur, le pouls filiforme, presque insensible, succombait en état asphyxique, malgré les injections sous-cutanées d'éther.

L'autopsie a été faite le 5 au matin. Cavité abdominale : les intestins sont distendus et gonflés par du gaz. Leur surface externe, principalement dans les derniers mètres de l'intestin grêle, est arborisée par place.

On trouve, à partir de 1^{m}, 50 environ du cœcum, de nombreuses plaques de Peyer atteintes par la maladie. Parmi celles ci ; les unes à peine saillantes sont trés peu consistantes ; les autres exubérantes, plus résistantes ; enfin il en est tout près du cœcum, et à la face interne de celui-ci qui sont ulcérées : la plupart de ces ulcérations ont la grandeur et la forme des plaques de Peyer.

Les glanglions mésentériques, notablement augmentés de volume, sont mous, et sur la coupe, la surface de section a une coloration rouge-bleuâtre.

Rate : très grosse a environ le triple de ses dimensions normales ; elle est ramollie jusqu'à la difluence ; le parenchyme a une couleur rouge-noir.

Foie : un peu congestionné, ne présente à la coupe rien de spécial à signaler.

Reins : gros, congestionnés. L'enveloppe s'enlève très facilement.

Cavité thoracique. Rien de particulier à noter du côté du larynx.

La muqueuse des bronches est injectée, et tapissée par un mucus visqueux.

Le lobe inférieur du poumon gauche est congestionné, œdémateux.

Même état du poumon droit, mais moins accusé.

Le tissu du cœur un peu décoloré n'offre rien de particulier à signaler.

Cavité crânienne. Immédiatement après l'enlèvement de la boîte crânienne, on aperçoit les enveloppes cérébrales congestionnées ; les veines superficielles sont très distendues. Les méninges de la surface convexe étant incisées et rabattues avec précaution, on constate le même état d'hypérémie à la surface externe du cerveau. Celui-ci étant enlevé, on trouve au niveau du chiasma des nerfs optiques, dans l'hexagone de Willis, un exsudat purulent assez abondant. Cet exsudat est verdâtre, adhérent. Il englobe tous les vaisseaux et tous les nerfs de la région. De chaque côté, dans l'épaisseur de la pie-mère, il se continue le long des artères sylviennes, à la surface de l'insula de Reil. Au niveau des tubercules quadrijumeaux, dans la scissure qui sépare le cervelet, des lobes postérieurs du cerveau, même exsudat. Il existe également entre les deux pédoncules cérébraux.

Nulle part, il n'y a trace de granulations. Sur les coupes, la substance grise cérébrale à une légère teinte hortensia. Pas d'œdème cérébral. Rien de particulier à noter du côté de la moelle.

Observation VIII (personnelle).

Fièvre typhoïde

Durenz Eugénie âgée de 25 ans, domestique entre le 21 mars à l'hôpital de la Charité, salle Sainte-Jeanne, dans le service de M. le professeur Hardy. Quoique notre malade ne soit pas d'une constitution bien robuste, elle n'a jamais fait de graves maladies. Elle n'est à Paris que depuis onze mois. Il y a une douzaine de jours elle a été prise de mal à la tête ; la nuit son sommeil était agité, troublé par des rêves bizarres ; en même temps une lassitude générale s'était emparé d'elle : les bras, les jambes lui semblaient lourds.

22. — La malade est couchée sur le dos complètement indifférente à tout ce qui se passe autour d'elle : sa physionomie est sans expression, mais l'intelligence est nette, car la malade répond à toutes nos questions.

La langue est sèche, couverte au milieu d'un enduit brunâtre, rouge sur les bords et à la pointe. L'appétit est nul : depuis cinq jours la diarrhée est très abondante, la malade va jusqu'à huit et dix fois à la garde-robe par jour. Par la palpation on perçoit très distinctement, au niveau de la fosse iliaque droite, le phénomène du gargouillement. La percussion dénote une augmentation du volume de la rate.

A l'examen de la poitrine on constate des râles de bronchite, dans toute l'étendue des deux poumons, mais plus nombreux au niveau des bases.

Des taches rosées lenticulaires existent sur le thorax et l'abdomen.

La tache cérébrale est très marquée, mais elle apparaît lentement; car elle n'atteint son maximum d'intensité qu'après 50″ elle persiste pendant 3′.

T. M. A. — 40° P = 114

T. S. A. — 4°,5 P = 120.

23. — La malade est très abattue, et se plaint d'une violente céphalalgie.

La tache cérébrale se montre avec les mêmes caractères que la veille : elle n'a persisté que pendant 2′ 45″.

T. M. A. 40°,4. P = 128. T. S. A. 40°,6. P = 136.

24. — La malade a été très agitée dans la journée d'hier ; pendant la nuit, elle n'a cessé de délirer. Ce matin nous la trouvons dans un état de stupeur et de prostration complète. Pour en obtenir une réponse nous devons l'interroger à plusieurs reprises. La diarrhée a cessé, la malade ne va plus au cabinet qu'au moyen de lavements. La langue est excessivement sèche, colante au doigt, plissée sur les bords.

T. M. A. 40°,6. P = 140. T. S. A. 41°. P = 136.

25. — La malade est toujours plongée dans un état d'hébétude

extrême. La respiration est fréquente, mais régulière. La tache cérébrale est toujours aussi marquée, persiste pendant 2′ 35″.

T. M. A. 40°8. P = 132. T. S. A. 40°,5. P = 144.

26. — Même état que les jours précédents. La tache cérébrale met 32″ qour apparaître, elle ne persiste que pendant 2′ 15″.

T. M. A. 40°,7. P = 132. T. S. A. 40°,8. P = 144.

27. — La malade nous paraît moins affaisée; quoiqu'elle soit dans un état de stupeur très prononcée, elle répond bien aux questions que nous lui adressons. La langue est moins sèche. Les râles sibilants et ronflants ont disparu en partie.

La tache cérébrale n'est pas aussi intense que la veille.

T. M. A. 40°. P = 128. T. S. A. 40°,3 P = 134.

28. — Même état.

La tache cérébrale est à peine marquée, elle disparaît très rapidement.

T. M. A, 39°,5. P = 124. T. S. A. 39°,8. P = 132.

29. — La malade se sent beaucoup mieux que les jours précédents. La céphalalgie est à peu près nulle ; la malade a reposé un peu cette nuit.

La tache cérébrale se montre très lentement, elle est peu marquée, n'a persisté que pendant 2′, 10′.

T. M. A. 39°,2. P = 128.

T. S. A. 39°,4. P = 118.

30. — L'amélioration se continue. La malade ne souffrant d'aucune douleur demande à manger.

La tache cérébrale est pour ainsi dire nulle.

T. M. A. 38°,9. P = 116.

T. S. A. 38°,8. P = 124.

31. — La malade a eu un peu de délire dans l'après-midi de hier ; néanmoins la nuit a été calme. Ce matin nous la trouvons tout-à-fait tranquille, répondant bien à nos questions.

La tache cérébrale apparaît après 35″, a persisté, sous la forme d'un ruban rose pâle, pendant 2′, 25″.

T. M. A. 38°,6. P = 108.

T. S. A. 38°,8. P = 112.

1er avril. — La faiblesse est extrême, la malade ne peut s'asseoir sur son lit sans éprouver des vertiges et des étourdissements.

La tache cérébrale est moins marquée que la veille.

T. M. A. 38°,3. P = 96.

T. S. A. 38°,7. P = 88.

2. — Même état.

T. M. A. 38°. P = 92.

T. S. A. 38°4, P = 98.

3. — La température est descendue ce matin à 37°,2. Il n'y a pas eu d'hémorrhagie.

T. S. A. 37°,6. P = 84.

4. — L'amélioration se continue, notre malade paraît être entrée en pleine convalescence.

La tache cérébrale n'existe pas.

La malade sortait le 24 complètement guérie ; sans qu'aucun accident soit venu troubler la convalescence.

Observation IX.

Due à l'obligeance de mon ami le Dr Porchair.
Fièvre typhoïde.

Marie B..., âgée de 25 ans, domestique, entre le 4 juin 1882, à l'Hôtel-Dieu, annexe, salle Saint-Landry, dans le service de M. le Dr Hamot.

Elle habite Paris depuis 4 ans; née de parents bien portants, elle a toujours joui d'une excellente santé. Depuis une quinzaine de jours environ, elle se sent mal en train, souffre de la tête, dort mal la nuit, son sommeil est trouble par des rêves bizarres : fatiguée, elle accuse des douleurs dans les bras, les jambes, au niveau de la région lombaire ; c'est une courbature générale.

Malgré ce grand malaise, notre malade n'a cessé son travail que depuis deux jours.

A la visite du 5 au matin, nous la trouvons couchée sur le dos : elle est abattue, prostrée; sa physionomie exprime l'hébétude. L'intelligence est nette, la malade répond bien à nos questions : elle se plaint d'une céphalalgie frontale intense, elle n'a presque pas dormi de la nuit. La sensibilité cutanée est exagérée.

L'appétit est nul : la langue un peu sèche, recouverte d'un enduit saburral, rouge sur les bords et à la pointe.

Il n'y a pas de diarrhée; on détermine de la douleur par compression au niveau de la fosse iliaque droite, on ne perçoit pas de gargouillement, on ne voit pas de taches rosées lenticulaires. La rate est augmentée de volume.

L'examen de la poitrine ne révèle rien d'anormal. Les battements du cœur sont normaux.

Le pouls est fort, fréquent, régulier.

T. M. A. 38°,8. P=92.

La tache cérébrale met 45″ à apparaître, persiste sous forme d'un ruban rose pâle pendant 2′,15″.

En présence de tous ces phénomènes, M. Hanot porte le diagnostic de dothiénentérie.

6. — L'hyperesthésie cutanée est très accusée : le malade accuse une forte douleur le long de la colonne vertébrale, il n'y a pas de raideur des muscles de la nuque. La malade a vomi une fois : on n'aperçoit pas encore de taches rosées lenticulaires.

La tache cérébrale existe avec les mêmes caractères que la veille ; elle a persisté pendant 2′ 10″.

T. M. A. 39°,2. P. 96.

7. — On aperçoit, sur le ventre et sur la poitrine, quatre à cinq taches rosées lenticulaires bien marquées. Les urines contiennent une petite quantité d'albumine.

La tache cérébrale apparaît après 35″ mais elle s'étend peu, elle disparaît après 2′ 15″.

T. M. A. 39°,2. P. 94.

T. S. A. 40°. P. 104.

8. — Même état.

T. M. A. 39°,2. P. 100.

T. S. A. 39°,8. P. 108.

9. — L'hypéresthésie cutanée persiste ; les réflexes plantaires et tendineux sont exagérés. La pupille droite est plus dilatée que la gauche. Les mouvements du cou sont difficiles et douloureux, la nuque est un peu raide. Les bras et les jambes sont le siège de douleurs lancinantes qui reviennent à intervalles irréguliers. Les selles sont normales, l'albumine a disparu des urines.

Les taches rosées lenticulaires sont au nombre d'une douzaine parfaitement caractéristiques.

La tache cérébrale apparaît après 40″, elle est plus intense que les jours précédents, elle a persisté pendant 2′ 45″.

T. M. A. 39°. P. 104.

T. S. A. 39°,8. P. 112.

10. — Même état.

T. M. A. 39°,2. P. 108.

T. S. A. 39°,4. P. 116.

11. — La céphalalgie est moins intense ; légères épistaxis. Les douleurs le long de la colonne vertébrale sont moindres, mais l'hyperesthésie cutanée est toujours aussi intense, ou à peu près. Le sommeil a encore été agité la nuit dernière. La malade a même eu ce matin un peu de subdélirium.

La tache cérébrale quoique assez intense reste toujours limitée : elle a persisté pendant 2′.

T. M. A. 38°,6. P. = 108. T. S. A. 39°,2. P. = 112.

12. — La malade est encore abattue, prostrée ; mais il n'est survenu aucun accident grave.

La tache cérébrale a les mêmes caractères que la vieille.

T. M. A. 38°,4. P. = 96. T. S. A. 39°. P. = 104.

13. — L'hyperesthésie a notablement diminué. La malade a passé une assez bonne nuit, elle a dormi un peu. Elle ne nous paraît pas aussi prostrée que la veille.

La tache cérébrale apparaît lentement, reste très limitée, disparaît après 1′ 55″.

T. M. A. 38°,2. P. = 94. T. S. A. 38°,8 P. = 96.

14. — La malade, qui n'avait pas encore eu de diarrhée, a demandé six fois les bassins dans la journée d'hier, et trois fois dans la nuit : chaque fois elle a expulsé une assez grande quantité de matières. Il y a ce matin une légère amélioration dans l'état général. La langue n'est pas aussi sèche que la veille, elle est étalée. La malade nous dit qu'elle se sent encore très fatiguée, mais elle ne souffre pas.

La tache vertébrale n'existe plus.

T. M. A. 38°. P. = 92. T. S. A. 37°,8. P. = 98.

15. — La diarrhée n'est plus aussi forte : le sommeil est calme. L'amélioration continue.

T. M. A. 38°,2. P. = 88. T. S. A. 38°,4. P. = 96.

16. — L'amélioration se continue, la malade demande à manger.

T. M. A. 37°,6. P. = 80. T. S. A. 37°,8. P. = 84.

20. — La malade est en convalescence, depuis le 14, nous avons en vain recherché, tous les jours, la tache cérébrale. La malade quittait l'hôpital le 30 juin pour se rendre au Vésinet.

Observation X

Due à l'obligeance de mon ami Pinsaut.

Fièvre typhoïde chez l'enfant.

Le nommé J. Mauvoisin entre à l'hôpital dans le service de M. Cadet de Gassicourt, le 29 mars 1883.

L'enfant se dit indisposé depuis une huitaine de jours. Il se plaint de céphalalgie, courbatures généralisées, il est très fatigué, dit-il, et éprouve des douleurs dans les membres. Il ne dort pas. Il présente un état de stupeur prononcée, de l'hébétude. Ses réponses sont lentes, pénibles, embarrassées. Il a du gargouillement dans la fosse iliaque, et quelques taches rosées lenticulaires. La langue est lisse, rouge au centre, avec des bandes d'un blanc sale sur les parties latérales. Les bords sont rouges et granuleux.

Le malade se plaint de douleurs de gorge. Le pharynx est rouge. Il y a de l'inappétence et une soif vive.

P. = 138 ; T. M. A. = 40°,5.

La tache cérébrale se montre après 18″ s'étend beaucoup, et persiste pendant 4′ 25″.

30. — Même état. La tache cérébrale est très marquée, persiste 4′ 15″.

31. — Diarrhée abondante, incoercible. L'hébétude est plus prononcée. Le malade a du délire, beaucoup d'agitation.

P. = 142 ; T. M. A. = 40°,2.

La tache cérébrale apparaît promptement, persiste 5′ 15″.

1er avril. — Hébétude de plus en plus prononcée ; délire loquace : il y a des intervalles de calme, dans lesquels il est prostré. Diarrhée considérable.

P. = 148 ; T. M. A. = 39°,8.

La tache cérébrale persiste pendant 5′ 35″.

2. — Somnolence très prononcée.

3. — Délire la nuit, le malade a été agité, la diarrhée persiste.

P. = 146 ; T. M. A. = 40°,4.

La tache cérébrale a toujours les mêmes caractères, persiste pendant 4 minutes.

4. — Le malade est plongé dans le coma.

P. = 128 T. M. A. = 39°,7.

La tache cérébrale se montre rapidement, persiste pendant 6 minutes 15″.

La mort survient dans l'après-midi.

Autopsie.

Cœur : rien de particulier.

Poumons : Congestionnés surtout à la base.

Foie : gras, congestionné.

Rate : congestionnée et diffluente.

Intestin : pas d'ulcérations : les plaques de Peyer sont saillantes et tuméfiées. Les follicules clos isolés sont également tuméfiés surtout à la partie inférieure de l'intestin grêle.

Observation XI (personnelle).

Fièvre typhoïde chez l'enfant.

Le nommé A. Guillemard, âgé de 8 ans, entre à l'hôpital dans le service de M. J. Simon le 18 janvier.

Depuis le 1er il se plaint de céphalalgie et de courbature. Il a vomi plusieurs fois : n'a pas eu d'épistaxis; il a été tourmenté par des bourdonnements d'oreille qui ont disparu. La nuit agitée, appétit nul.

19. — Céphalalgie frontale, gargouillement dans la fosse iliaque droite, douleur à la pression à ce niveau. Râles de bronchite à droite en arrière; deux taches rosées sur l'abdomen. Langue sèche, recouverte d'un enduit saburral. Facies prostré.

T. M. A. = 38°,2. P. = 124.

La tache cérébrale apparaît après 25″, persiste pendant 3 minutes 15″.

20. — La stupeur est très prononcée. Pouls petit, régulier, fréquent. Le malade a été six fois à la selle cette nuit.

T. M. A. = 38°,4. P, = 132.

La tache cérébrale persiste 3′ 25″.

21. — Diarrhée abondante, dix selles dans la nuit. Le malade tousse beaucoup, se plaint de céphalalgie. Langue sèche, fendilleé. Respiration courte. Quelques râles de bronchite disséminés dans la poitrine.

T. M. A. = 39°. P. = 128.

La tache cérébrale persiste 3 minutes.

22. — Diarrhée toujours intense, insomnie.

T. M. A. = 38°,8. P. = 128.

La tache cérébrale toujours très prompte à paraître, persiste 4′ 15″.

23. — Le malade ne dort presque pas, il est très abattu, soif vive. Vomissement.

T. M. A. = 38°,4. P. = 118.

24. — Même état. La tache cérébrale persiste 3′ 15″.

25. — Le malade a encore vomi. Douleur épigastrique, pas de ballonnement, diarrhée. Le malade est agité, ne dort pas.

T. M. A. = 38°. P. = 124.

La tache cérébrale persiste 4 minutes.

26. — Les vomissements ainsi que la diarrhée ont cessé. Langue sèche, collante.

T. M. A. = 38°,4. P. 118.

La tache cérébrale persiste 3′ 25″.

27. — Le malade est moins abattu, ne souffre plus de la tête. La langue est très sèche, les gencives fuligineuses.

T. M. A. = 39°. P. = 132.

La tache cérébrale persiste 4′ 15″.

28. — Le petit malade n'a pas pu uriner de la nuit, quoique la température soit assez élevée, il ne souffre pas trop.

T. M. A. = 39°,2. P. = 124.

La tache cérébrale persiste 5 minutes.

29. — Le malade nous paraît souriant, il demande à manger.

T. M. A. = 38°,4. P. = 114.

La tache cérébrale persiste 4′.

2 février. — L'amélioration se continue.

T. M. A = 38°, ; P. = 118°.

La tache cérébrale a persisté 2′ 45″.

3. — Le malade va bien. Pas de diarrhée, pas de vomissements, pas de toux, la langue se nettoie, pas de mal à la tête.

T. M. A. = 37°,2. P. = 84°.

La tache cérébrale n'a persisté que 2′.

Le malade était complètement guéri le 25 ; nous avons pu produire la tache cérébrale jusqu'au 15 mais elle persistait peu.

Observation XII (personnelle).

Fièvre intermittente.

La nommée Alphonsine Jacquet entre le 4 mars 1883 à l'hôpital de la Charité, dans le service de M. le professeur Hardy.

Notre malade est âgée de 34 ans ; elle a habité l'Algérie pendant dix ans. Dans ce laps de temps elle a eu à deux reprises des fièvres palustres. Elle est pâle, les scérotiques sont d'un blanc bleuâtre.

Depuis quinze jours environ, elle est prise tous les jours à deux ou trois heures du matin de frisson qui dure rarement plus d'un heure, à ce frisson succède une sensation de chaleur qui dure plusieurs heures souvent, jusqu'à 7 et 8 heures du matin. Le tout se termine par une sudation abondante.

Au moment où nous voyons la malade pour la première fois, nous la trouvons couverte de sueurs ; c'est l'accès qui va se terminer, nous dit-elle.

L'examen des poumons ne nous révèle rien d'anormal. A l'auscultation du cœur, nous constatons l'existence de souffles anémiques, à la base.

La percussion de la rate dénote une augmentation énorme du volume de ce viscère.

En passant légèrement l'ongle sur la paroi abdominale nous déterminons une ligne rouge qui apparaît après 15″, s'étend beaucoup et persiste pendant 5′ 25″.

4. — En revoyant la malade le lendemain, jour d'apyrexie, nous avons cherché à produire la tache cérébrale. Comme la veille nous avons vu que le trajet parcouru par l'ongle se dessinait sous forme d'un ruban écarlate, apparaissant 20″ après, pour persister pendant 2′ 35″.

Nous n'avons jamais eu l'occasion de rechercher ce phénomène à la période de frisson. Comme notre malade était très intelligente, nous l'en avions chargée à plusieurs reprises ; toujours elle nous a dit qu'à la période de frisson la tache cérébrale paraissait après 30", persistait 2′ 15″. Une fois elle a persisté pendant 3′.

Nous avons pendant plusieurs jours recherché le phénomène qui nous occupe, dans la période de chaleur, de sueur et dans les jours d'apyrexie, toujours nous l'avons retrouvé avec les caractères que nous venons de décrire.

Observation XIII (personnelle).

Pneumonie franche de la base du poumon droit.

Rochette Lazare, 18 ans, garçon boucher, entre le 4 avril à l'hôpital de la Charité, salle Saint-Charles, service de M. le professeur Hardy.

D'une constitution robuste, notre malade a toujours joui d'une santé excellente; il n'habite Paris que depuis huit mois. Depuis deux jours il se plaint d'une douleur excessive qui siège au niveau du mamelon droit; douleur qui augmente par les efforts que fait le malade pour respirer et pour tousser. En même temps que le malade a été surpris par cette violente douleur au côté, il a éprouvé un fort frisson qui a duré une heure environ; ce frisson ne s'est pas reproduit. La toux est survenue le lendemain, très fréquente et très pénible; l'expectoration d'abord nulle n'a pas tardé à devenir assez abondante, les crachats muqueux, aérés étaient mêlés à du sang.

5. — Aujourd'hui nous trouvons le malade en proie à une fièvre violente, son visage est rouge, les yeux brillants et humides, la peau brûlante, la dyspnée est très prononcée (36 inspirations par minute).

La langue est sèche, couverte d'un enduit saburral très épais; la soif est vive. Le malade se plaint d'une douleur atroce au côté droit. qui l'empêche de respirer; il accuse, en outre, une violente céphalalgie frontale. Il a vomi hier une assez grande quantité de matières bilieuses. La toux est très douloureuse; l'expectoration se compose de crachats visqueux aérés adhérant au vase, ils sont mêlés de sang, présentent un aspect rouillé.

Le pouls large, résistant est régulier.

Examen de la poitrine. — A la palpation nous trouvons que les vibrations thoraciques sont augmentées dans le tiers inférieur du poumon droit en arrière. La percussion dénote en ce point une matité complète.

L'auscultation nous révèle un souffle bronchique type ; on entend encore en ce point des râles crépitants fins, qui se produisent comme par bouffées à l'inspiration seulement. Quand on fait parler le malade, on constate une résonnance de la voix des plus marquées (bronchophonie).

Les urines sont foncées, rouges en couleur, contiennent une petite quantité d'albumine, pauvres en chlorure de sodium. La tache cérébrale se montre après 25″ elle est très-intense, s'étend sous la forme d'un ruban large de 2 centimètres, persiste pendant 2′,15″.

T. M. A. 40°,2. P = 96.

T. S. A. 40°,6. P = 104.

Traitement. — Deux saignées de 400 grammes chacune, une le matin et une autre le soir.

6. — La fièvre est toujours ardente. Le malade souffre beaucoup de la douleur au côté ; tousse, l'expectoration a les mêmes caractères que la veille, les phénomènes stéthoscopiques n'ont pas changé.

La tache cérébrale est très marquée, a persisté pendant 2′.35″.

T. M. A. 39°,6. P = 100.

T. S. A. 40°,2. P = 104.

Traitement. — Une saignée de 300 grammes.

7. — La douleur au côté est tres forte, prive le malade de tout repos. Il n'y a aucune amélioration dans l'état général, ni aucun changement dans les phénomènes stéthoscopiques. La dyspnée es encore très intense (30 inspirations par minute). La tache cérebrale met 15″ pour apparaître, elle est très marquée, persiste pendant 3′12″.

T. M. A. 39°,2. P = 96.

T. S. A. 40°,4. P. = 104.

Traitement. — Application de 6 ventouses scarifiées en arrière de la poitrine et à droite.

8. — Une grande amélioration est survenue dans l'état du malade. La défervescence est complète : douleur au côté, céphalalgie, tout a disparu, le malade respire aujourd'hui très facilement, les râles sous-crépitants de retour ont remplacé les râles crépitants du début : l'expectoration est facile, les crachats ne sont plus mêlés à du sang. La tache cérébrale est à peine marquée.

T. M. A. 37°,6. P = 70.

T. S. A. 37°,4. P = 64.

L'amélioration se continue. Le malade se sent très dispos et demande à manger. Les signes stéthoscopiques ont en partie disparu ; on n'entend plus que quelques râles crépitants de retour. La tache cérébrale n'existe plus.

T. M. A. 37°,2. P = 68.

T. S. A. 37°. P = 64.

Le malade quittait l'hôpital le 18 complètement guéri. Pendant tout le temps qu'a duré sa convalescence, nous avons en vain recherché la tache cérébrale.

Observation XIV (personnelle).

Pneumonie du sommet droit chez l'enfant.

Felliot Marie, âgée de deux ans, entre le 1er avril 1883 à l'hospice des Enfants-Assistés, dans le service de M. le professeur Parrot.

Il nous est impossible de recueillir le moindre renseignement sur la santé antérieure de cette enfant.

Elle est maigre, les yeux cernés et excavés restent presque constamment fermés ; la pommette droite d'un rose tendre tranche sur le reste de la face qui est d'une pâleur excessive. Il s'écoule des fosses nasales des matières muqueuses en très grande quantité.

En explorant le thorax, nous trouvons que le chapelet costal est très marqué ; il existe en outre un genu-valgum double, plus prononcé à droite.

Le crâne est un type de crâne natiforme ; les saillies frontales sont très marquées.

La peau est brûlante, la dyspnée très prononcée : 68 inspirations par minute : la toux très fréquente.

La percussion permet de constater une matité complète dans la fosse sous-épineuse droite.

A l'auscultation on trouve des râles sibilants et ronflants dans toute la poitrine, tant en avant qu'en arrière ; mais au niveau du point, où la percussion a fait constater de la matité, on entend à l'inspiration des bouffées de râles crépitants fins. Quand l'enfant pleure, on constate qu'il y a à ce niveau une exagération du son?.

En passant la pulpe de notre doigt sur la paroi abdominale, nous produisons d'abord une traînée blanche ; à celle-ci succède 45″ après, une traînée rose peu intense qui persiste pendant 2′, 30″.

T. M. A. 39°,6. P = 138.

T. S. A. 40°,2. P = 144.

2. — La dyspnée est encore plus prononcée que la veille : 74 inspirations par minute.

Le nez et les extrémités sont froides, les lèvres cyanosées : le visage est d'une pâleur de cire. Les signes sthétoscopiques n'ont pas changé.

La tache cérébralé met 50″ pour bien se dessiner, mais elle reste limitée, disparaît après 2′, 55″.

T. M. A. 40°. P = 148.

L'enfant est morte dans la matinée.

L'autopsie a été faite le 4 à 10 heures du matin.

Le cœur, les reins et la rate ne présentent rien de particulier.

Le foie pèse 450 grammes, présente à sa surface quelques granulations tuberculeuses.

Poumons : les principales lésions siègent dans les poumons ; tous les deux sont emphysémateux. Le lobe supérieur du poumon droit est en grande partie hépatisé ; il ne crépite plus sous le doigt : à la coupe il s'écoule une grande quantité de sang. Les diverses parties de ce lobe tombent directement au fond du vase.

On trouve encore dans ce lobe quelques granulations tuberculeuses.

Le lobe supérieur du poumon gauche est le siège d'une caverne, mesurant 5 cent. sur 3 : elle est remplie de matière caséeuse. Dans toute l'étendue du poumon se trouvent bon nombre de granulations tuberculeuses disséminées çà et là.

Les ganglions trachéaux sans augmentés de volume, farcis de matière tuberculeuse.

Observation XV (personnelle).

Rougeole.

Marie Lefebvre, âgée de 5 ans, entre le 5 avril dans le service de M. le professeur Parrot.

Depuis trois jours cette enfant est triste et ne mange pas. Elle tousse, la toux est sèche, férine, quinteuse, l'examen de la poitrine révèle des râles de bronchite, il y a du coryza. Les conjonctives sont rouges, injectées. En présence de ces symptômes M. Parrot n'hésite pas à diagnostiquer une rougeole au début.

T. M. A. = 38°,7. P. = 132.

La tache cérébrale apparaît après 25″, persiste pendant 2 minutes 35″.

6 avril. — La face est recouverte de petites taches rosées légèrement saillantes, à bords irréguliers, s'effaçant sous la pression du doigt.

On retrouve encore des taches semblables au niveau des aines et des poignets.

T. M. A. = 38°,9. P. = 128.

La tache cérébrale apparaît après 18″, persiste pendant 3′ 7″. L'éruption a envahi le thorax, les membres supérieurs et inférieurs.

T. M. A. = 38°,5. P. = 124.

La tache cérébrale apparaît promptement, persiste 2′ 55″.

Les jours suivants, l'éruption se maintient et persiste jusqu'au 10.

Pendant tout ce temps il nous a été permis de constater la tache cérébrale avec les mêmes caractères qu'elle a présentés le 6 et le 7.

11. — L'éruption commence à pâlir à la face, la toux est moins pénible.

T. M. A. =37°,5. P. =92.

La tache cérébrale se montre après 30″, persiste à peine 2′.

12. — L'amélioration se continue ; il se produit une desquamation furfuracée.

La tache cérébrale se produit, mais lentement et ne persiste que pendant 2′.

Les jours suivants nous avons pu produire la tache cérébrale, jusqu'au 15, c'est-à-dire jusqu'au moment où l'éruption avait complètement disparu.

Observation XVI (personnelle).

Urticaire.

M. Q..., âgé de 24 ans, étudiant, se plaint depuis 24 heures à peine, de malaise, d'inappétence.

La veille il a mangé des moules et du merlan. Au moment où je le vois il présente sur le visage une éruption caractérisée par de larges plaques à rebords saillants. Ces plaques, comme gaufrées, sont le siège de démangeaisons. Cette éruption s'étend sur la poitrine, les bras. On trouve de larges plaques aux poignets et sur les cuisses.

En passant notre ongle sur la paroi abdominale, nous produisîmes une ligne rouge très intense qui persiste pendant 3 minutes.

Le lendemain l'éruption était encore très prononcée, et nous pûmes produire très facilement la tache cérébrale.

Les jours suivants l'éruption avait disparu, il nous fut impossible de faire naître la tache cérébrale.

CONCLUSIONS

I. — La tache cérébrale se montre à l'état physiologique, aussi bien qu'à l'état pathologique ; mais avec des caractères différents dans les deux cas.

II. — Elle est toujours plus marquée chez l'enfant que chez l'adulte.

III. — Il est probable que ce phénomène est dû à une action réflexe vaso-dilatatrice.

IV. — On retrouve la tache cérébrale, avec la même intensité et la même persistance, dans des maladies autres que la méningite tuberculeuse. Un signe qui apparaît avec la même facilité dans des affections diverses n'a aucune valeur diagnostique.

V. — C'est dans les maladies qui déterminent une grande dépression du système cérébro-spinal, que la tache cérébrale est le plus marquée.

INDEX BIBLIOGRAPHIQUE

Trousseau. — Gazette des hôpitaux, 1842.

— Clinique médicale de l'Hôtel-Dieu, tome II.

Bouillaud. — Gazette des hôpitaux, 1845, Nosographie médicale, tome II, 1846.

Hahn. — Recherches sur la méningite tuberculeuse. Archives générales de médecine, 4e série, 1849.

Pivent. — Thèse de doctorat, 1852.

Grisolle. — Traité de pathologie interne, 9me éd., Paris, 1874.

Vulpian. — Leçons sur l'appareil vaso-moteur.

Legendre. — Étude sur deux formes de méningo-encéphalite tuberculeuse, 1846. Paris.

Gubler. — De la rougeur des pommettes comme signe d'inflammation pulmonaire (Bulletin de la Société médicale des hôpitaux, n° 6. Union médicale, avril et mai 1857.

Cl. Bernard. — Leçons sur la physiologie et la pathologie du système nerveux.

Brown-Séquard. — Leçons sur les nerfs vaso-moteurs.

Legros. — Nerfs vaso-moteurs : thèse d'agrégation, 1873. Paris.

Chr. Baümler. — Veber das Verhaltey der Hautorterien in der Fieberhitze (Centralblal. 1873).

Marey. — Des mouvements dans les fonctions de la vie.

Longel. — Traité de physiologie, 3me édition.

Béclard. — Traité de physiologie.

Rrilliet et **Barthez.** — Traité des maladies des enfants, t. 3.

Picat et d'**Espine**. — Traité des maladies de l'enfance.
Empis. — Traité de la granulie, 1864.
Troyes-Escaunet. — Thèse de Paris, 1852.
Niemeyer. — Traité de pathologie interne.
Bouchut. — Pathologie générale.

Imprimerie A. Derenne, Mayenne. — Paris, boul. St-Michel, 52.

www.ingramcontent.com/pod-product-compliance
Lightning Source LLC
LaVergne TN
LVHW050429160826
845677LV00002BA/606

* 9 7 8 2 3 2 9 6 9 1 1 5 2 *